U0736886

中医师承学堂

读方思考与用方体会

高建忠　著

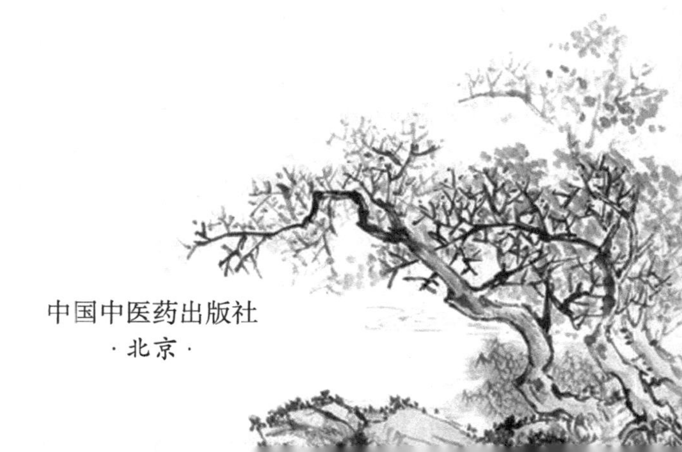

中国中医药出版社
·北京·

图书在版编目（CIP）数据

读方思考与用方体会 / 高建忠著 .—北京：中国中医药出版社，2012.6（2025.6 重印）

（中医师承学堂）

ISBN 978-7-5132-0838-3

Ⅰ . ①读…　Ⅱ . ①高…　Ⅲ . ①中医学：临床医学　Ⅳ . ① R24

中国版本图书馆 CIP 数据核字（2012）第 056865 号

中国中医药出版社出版

北京经济技术开发区科创十三街 31 号院二区 8 号楼

邮政编码　100176

传真　010-64405721

北京盛通印刷股份有限公司印刷

各地新华书店经销

开本 880 × 1230　1/32　印张 9.25　字数 175 千字

2012 年 6 月第 1 版　2025 年 6 月第 7 次印刷

书号 ISBN 978-7-5132-0838-3

定价　39.00 元

网址　www.cptcm.com

服 务 热 线　010-64405510

购 书 热 线　010-89535836

维 权 打 假　010-64405753

微信服务号　zgzyycbs

微商城网址　https://kdt.im/LIdUGr

官 方 微 博　http://e.weibo.com/cptcm

天猫旗舰店网址　https://zgzyycbs.tmall.com

如有印装质量问题请与本社出版部联系（010-64405510）

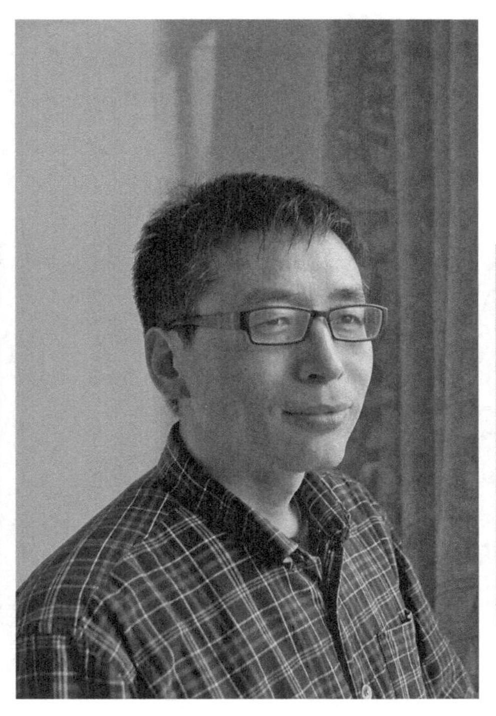

中医需要这样的临床者！
中医需要这样的思考者！
◎博客 drgjz.blog.163.com

内容提要

读书、临证、思考，这是中医成才的三要素，缺一不可。中医学是一门理论医学，不读书不足以明理；中医学是一门实用医学，不临证不足以体会；中医学是一门传统医学，不思考不足以悟道。对于一名中医临床者而言，读书，所读的是方之上的法；临证，所用的是法之下的方；思考，所思的是法与方、方与法。本书作者用平实的文字，记录下了自己在临证中的读书、在读书中的临证，以及读书与临证中的思考。读者既可从这些文字中学会一法一方的临床使用，更重要的是，可以学到如何在临证中读书，如何在读书中临证，如何在读书、临证中思考。

中医需要临床大家

（代序）

中医是一门治病救人的医学。

中医学的生命力在于临床疗效。

中医临床疗效的提高与突破，需要一大批理论根基扎实、临床能力突出的临床家作支撑。

而环视周匝，中医的临床疗效尚不足以满足老百姓的日常需求。

如何提高中医疗效，如何培养出中医临床大家，这是中医界一直在思考的，也是我们一直在思考和探索的一个问题。

高建忠，一个认真做临床的医生。白天疲于应诊，晚上读书思考。两年前刚刚为其书稿《临证传心与诊余静思》作序，现在又读到了他的第二本书稿《读方思考与用方体会》。

书稿中的每一字、每一句，都是作者亲笔写出。我们读不到高玄的理论，读不到华丽的词汇，读到的只是作者的思考，读到的只是一个中医临床者在临床中的思考。

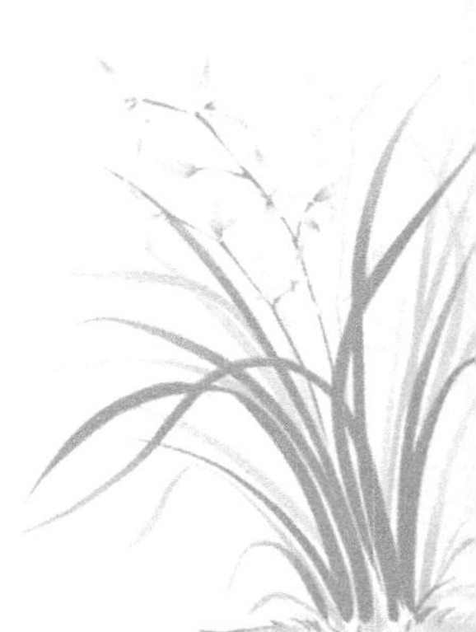

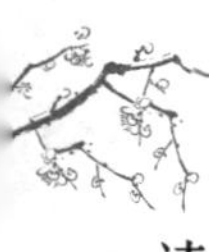

作者在思考中前行，读者在思考中跟进。

如果有更多的前行者，如果有成队的跟进者，结果会如何？

学术可以争鸣，结论可以商榷，但思考过程是客观的。中医界，尤其是中医临床界，需要这种思考，需要这种在临床中的务实思考。

山西中医学院博士生导师

张俊龙

2012年3月20日

道可道也，非恒道也

（自序）

中医治病，在于以方治证。

中医临床疗效的取得，在于方证对应。

笔者早期临证，每遇难治病症，辄翻阅专科书籍，对专科专病每有新的认识，但对治疗用方，获益有限。

其后，认识和体会到了方证对应的重要性，转而开始读方，在读方中用方，在用方中读方。

读方、用方多年，随着学识与年俱长，逐渐发现心中少了专科、专病的羁绊与学术门派的隔阂，临证不外乎随证立法，依法处方，以方治证。心中清明，笔下圆活，学医、临证，不期有如此轻松、享受。

方以载法，读方读到的是法，用方所用的也是法。笔者在读方中思考，思考立方之法；在用方中体会，体会立方之法。在努力与立方者进行沟通和交流的过程中，有了这些散在的、笔记式的文字。

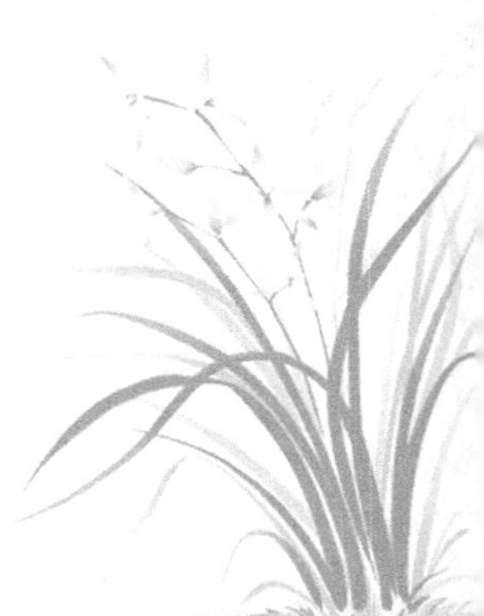

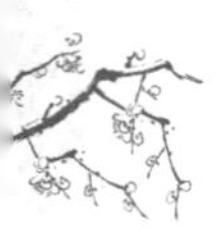

文字是永远落后于思想的，何况是信笔写来，毫无规划与修饰。好在所有文字俱出自一位医生之手，所有文字的落脚点始终是临证，希望这些文字能对读者的临证有所裨益。

读方的过程与思考的结论都是重要的。结论难免一偏之见，也必然会出现“昨是今非”，但过程是客观存在的。笔者也希望用自己的读方过程去影响读者的读方与思考。

读兰喜并所著《老子解读》，开篇第一句为“道可道也，非恒道也。”作者说：“‘恒道’意味着全，‘可道’总是一偏。”如果我们把每一张方剂的内涵都看作“恒道”，那么，本书中所有的文字当然为“可道”。自然，我们读到的是“可道”，思考的是“恒道”。

高建忠

2012 年 4 月

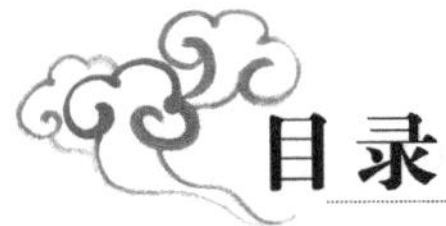

目录

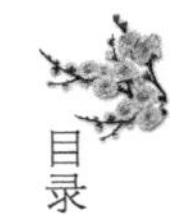

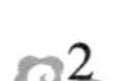

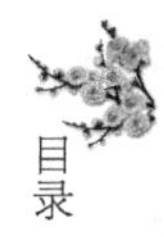

此乃教人比证立方之道

——九味羌活汤浅识

（一）

一学生，昨晚起病，恶寒，发热，头痛，身痛，关节疼痛，无汗，咽痛。舌质淡红，舌苔白润，脉浮数。辨证为外感风寒，夹湿郁热。治疗以祛风散寒，化湿清热为法。

处方：羌活 9g，独活 9g，苍术 6g，牛蒡子 12g，连翘 12g，生甘草 3g。1 剂，水煎热服，服后捂被休息。

一服汗出而愈。

学生不解，问："老师，这是什么方？"

"这是九味羌活汤加减。"

学生更是不解："方中只能找到九味羌活汤方中的三味药，这也能称之为九味羌活汤加减？"

"九味羌活汤是由羌活、防风、苍术、甘草四味药加味组成的，我只是在这四味药中更换了一味药，又加了两味药，这不可以认为是九味羌活汤加减吗？"

我知道，这样说学生更是一头雾水。因为，方书中对九味羌活汤的解读往往是随文衍义，或以药测方。

（二）

九味羌活汤是金代医家张元素方，出自王好古所撰《此事难知》，书中称其为“解利神方”。

原方组成为：羌活、防风、苍术、细辛、川芎、香白芷、生地黄、黄芩、甘草。

主治“太阳证”。

立方初衷为“经云：有汗不得服麻黄，无汗不得服桂枝。若差服，则其变不可胜数，故立此法，使不犯三阳禁忌。”

书中对其作用的描述是“增损用之，其效如神。”

后世医家对本方的认识，代表性的有“此足太阳例药，以代桂枝、麻黄、青龙各半等汤也”（《医方集解》），“此为四时发散之通剂”（《中国医学大辞典》）。明代医家陶华在《伤寒六书》中对本方易名“羌活冲和汤”，给予了极高的评价：“以代桂枝、麻黄、青龙各半汤，此太阳经之神药也……此汤非独治三时暴寒，春可治温，夏可治热，秋可治湿，治杂证亦有神也。”并谓“秘之不与庸俗知此奇妙耳。”

当然，本方的出现和广泛传播也使部分伤寒学家大为不悦。清代医家陈修园在《时方歌括》中谈到香苏饮时说：“仲景麻、桂诸汤，从无他方可代。后人易以九味羌活汤、人参败毒散及此汤，看似平稳，其实辛烈失法。”在《医学三字经》中指出：“人皆曰九味羌活汤视麻、桂二汤较妥，而不知太阳病重，须防侵入少阴。此方中有芩、地之苦寒，服之不汗，恐苦寒陷入少阴，变成脉沉细、但欲寐之症；服之得汗，恐苦寒戕伐肾阳，阳虚不能内固，变成遂漏不止之症。时医喜用此方，其亦知此方之流弊，害人匪浅也。”

（三）

笔者临证体会，本方与麻黄汤、桂枝汤各有其相应主治证，谈不到“取代”。但临床上，对太阳病的治疗，本方的使用机会确实要多于麻黄汤、桂枝汤以及大青龙汤。客观地说，本方证的出现，丰富了太阳病的证治内容，是医学的进一步发展。当然，使用本方要想达到“其效如神”，一定要随证“增损用之”。而要做到恰当的“增损”，对本方的组成需要有较透彻的理解。

《此事难知》中对本方的方解极其明确。方中羌活“治太阳肢节痛，君主之药也……关节痛非此不治也。”防风“治一身尽痛。”苍术“别有雄壮上行之气，能除湿下安太阴，使邪气不纳，传之于足太阴脾。”甘草“能缓里急，调和诸药。”四味药相合，外祛风寒湿邪，内安脾胃（《汤液本草》引李东垣语苍术“能健胃安脾”），治太阳病恶寒、头身关节疼痛可谓如神。

其余五味药，细辛“治足少阴肾苦头痛”，川芎“治足厥阴头痛在脑”，香白芷“治阳明头痛在额”，生地黄“治少阴心热在内”，黄芩“治太阴肺热在胸”。三味治头痛药是示人以循经用药，并非每例患者都同时出现这三经头痛。两味清热药，更是提示用方者注意里热的出现与郁闭，有热需依脏腑用药，并不是每

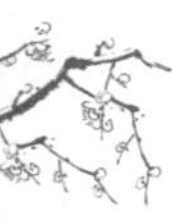

例患者都出现心热、肺热。这五味药的使用，与“易水学派”所提倡的循经用药和脏腑辨证用药相吻合。至于后世医家所说的“黄芩泄气中之热”、“黄芩治邪在少阳”、“黄芩断少阳之路”、“黄芩苦寒以监制”、“生地泄血中之热”、“生地补阴即托邪”、“生地调营”、“嫌生地寒滞易以当归”等，以及本方为“解表而清里”之剂等说法，都是想当然之说，望文生义，或为“耳食之言”。

从原方的方解中可以这样认为，方中羌活、防风、苍术、甘草为基础用药，其余五味药皆为示人以随证加减之例，这也符合张元素所倡导的“古方新病不相能也”的理念，所立之方皆“非为治病而设，此乃教人比证立方之道，容易通晓也。”(《医学启源》)《此事难知》中九味羌活汤之前的标题为“易老解利法”，方在法下，显然作者是在以方说法。

（四）

如果我们把羌活、防风、苍术、甘草组成一方，与由麻黄、桂枝、杏仁、甘草组成的麻黄汤相比，我们会惊奇地发现，九味羌活汤制方境界直抵经方。

麻黄、桂枝相合，重在祛除风寒郁闭；羌活、防风相合，重在解散风寒湿闭。风寒郁闭易致肺气失和，故用杏仁肃肺；寒湿内侵易致脾气失和，故用苍术运脾。如风寒闭甚，内热已显，在麻黄汤基础上可加大麻黄用量以开寒闭，再加石膏以清内热（即为大青龙汤）；如寒湿闭甚，里热已现，九味羌活汤中选择性地加用了细辛、川芎、白芷加强祛风、散寒、除湿之功，加用生地、黄芩以清里热。

也许，真正理解九味羌活汤制方之理的是张元素弟子王好古。王好古在《阴证略例》中有如下两方："神术汤，治内伤饮冷，外感寒邪无汗者。""白术汤，治内伤冷物，外感风邪有汗者。"神术汤主要组成为苍术、防风、甘草，方后加减中说："太阳证发热恶寒，脉浮而紧者，加羌活。"加羌活，即变为上述九味羌活汤中的四味基础药。如有汗，王好古将苍术易为白术，即为白术汤。当然，方后加减王好古也提到有热加黄芩，以及加柴胡、当归等。

附：一日，与张英栋先生交流本文内容。张先生认为，为便于交流，方中羌活、防风、苍术、甘草四味组合可更名为"四味羌活汤"。之后，我们彼此间的交流，以及临床上的应用，都用"四味羌活汤"这一方名。

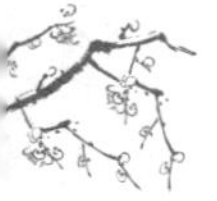

九味羌活汤治杂病有神

——解读川芎肉桂汤

(一)

王好古在《此事难知》中指出九味羌活汤为“易老解利法”，“增损用之，其效如神”，并谓“此是口传心授”。同时指出：“九味羌活汤不独解利伤寒，治杂病有神。”“中风并三气合而成痹等证，各随十二经上、下、内、外、寒、热、温、凉、四时、六气，加减补泻用之。”

既然是易老口传心授之法，李东垣也该得到传授的。但东垣著作中似乎并没有提及此法。一日读《兰室秘藏》，见“腰痛门”中第一方为川芎肉桂汤，见其组方驳杂，与东垣补中类方迥别。仔细剖析，恍悟，此方即“易老解利法”用于杂病之变方，书中所载方案即九味羌活汤“治杂病有神”的典型范例。

(二)

《兰室秘藏·腰痛门》原文：“川芎肉桂汤：丁未冬，曹通甫自河南来。有役人小翟，露宿寒湿之地，腰痛不能转侧，两胁搐急作痛，已经月余不愈矣。《腰痛论》中说：皆为足太阳、足少阴血络中有凝血作痛，间有一二证属少阳胆经外络脉病，皆去血络之凝乃愈。其《内经》有云：冬三月，禁不得用针，只宜服药，通其经络，破其血络中败血，以此药主之。酒汉防已、防风（以上各三分），炒神曲、独活（以上各五分），川芎、柴胡、肉桂、当归梢、炙甘草、苍术（以上各一钱），羌活（一钱五分），桃仁（五个，去皮尖，研如泥）。右㕮咀，都作一服，好酒三大盏，煎至一大盏，去渣，稍热，食远服。"

本案病起于"露宿寒湿之地"，病因为风寒湿邪外侵。症见"腰痛不能转侧"，考虑足太阳膀胱经和足少阴肾经受邪；"两胁搐急作痛"，考虑足少阳胆经受邪。病程"已经月余"，考虑邪阻血瘀，凝滞经络。治疗以九味羌活汤加减祛风除湿，散寒通经，活血通络。

九味羌活汤原方组成为：羌活、防风、苍术、细辛、川芎、香白芷、生地黄、黄芩、甘草。上案方中以羌活、防风、苍术、炙甘草祛风除湿，散寒通络止痛。川芎活血祛风，通络止痛。病症为腰痛而非头痛，故不用细辛、香白芷，而用独活、柴胡。从药物归经分析，羌活"太阳经本经药也"，防风"太阳经本经药"，川芎"少阳经本经药"，柴胡"少阳经、厥阴经行经之药"，独活"足少阴肾经行经之药"。诸药合方，共祛足太阳膀胱经、足少阴肾经、足少阳胆经之邪。无"少阴心热"与"太阴肺热"，故不用生地黄、黄芩。寒湿久滞经络，久郁必有伏热，故用防已"去留热，通行十二经。"同时加用辛甘热之肉桂治寒，用

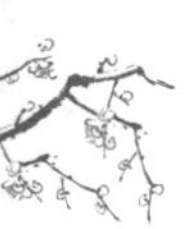

“气暖，味甘”之炒神曲“益胃气”。因正值“冬三月”，为东垣“随时用药”之例。加用桃仁“苦以泄滞血，甘以生新血”，伍川芎以治瘀通经络。方中防己用酒防己，取其通经络。煎药用“好酒三大盏”，取其“主行药势”，“能行诸经不止”，亦着眼于通行经络。（本段引文俱引自王好古《汤液本草》）

通过上述分析，我们可以看出，川芎肉桂汤实为九味羌活汤去细辛、白芷、黄芩、生地，加独活、柴胡、防己、神曲、肉桂、桃仁、当归梢而成。这种加减贯彻了李东垣主张的“临病制方”、“随时用药”及“引经报使”等组方理念。也是易水学派一贯主张的“古方新病不相能”的临证体现（在东垣眼中九味羌活汤亦为“古方”）。方中川芎、肉桂并非主药，以川芎、肉桂名汤者，盖突出冬季寒凝和久病瘀阻之意。

本案之所以选用九味羌活汤加减者，主要考虑到风寒湿三邪痹阻为病之本，瘀血阻滞为病之标，而九味羌活汤为解利风寒湿邪之神方，含“治病求本”之意。

本案为外感病证，与内伤无涉，故东垣用药全从邪实着眼，所谓“六淫客邪，皆有余之病，当泻不当补”（《内外伤辨惑论》）。可见，东垣善用人参、黄芪、炙甘草等甘温之药，是为内伤病证所需，而非偏执。

当代医家张琪临证治疗腰痛每用川芎肉桂汤，在《张琪临证经验辑要》中写道：“此方为治风寒湿夹瘀血之腰痛为宜，笔者用之屡获良效。”可谓识本方者。书中又写道：“原方量不必拘泥，可变通应用。”又属“古方新病不相能”。扩而广之，本方加减（即组方之法）

又可用于风寒湿邪夹痰阻者、夹肾虚者、夹脾虚者等。明此，即明“治杂病有神”一语。

（三）

罗天益在《卫生宝鉴》中载有“肢节肿痛治验”一案，用方虽非九味羌活汤，但从中也可体会易水学派所倡导的“解利法”在临床中的具体运用。

“真定府张大，年二十有九，素好嗜酒。至元辛未五月间，病手指节肿痛，屈伸不利，膝膑亦然，心下痞满，身体沉重，不欲饮食，食即欲吐，面色痿黄，精神减少。至六月间，来求余治之。诊其脉沉而缓，缓者脾也。《难经》云：腧主体重节痛，腧者脾之所主。四肢属脾，盖其人素饮酒，加之时助，湿气大胜，流于四肢，故为肿痛。《内经》云：诸湿肿痛，皆属脾土。仲景云：湿流关节，肢体烦痛，此之谓也。宜以大羌活汤主之。《内经》云：湿淫于内，治以苦温，以苦发之，以淡渗之。又云：风能胜湿。羌活、独活，苦温透关节而胜湿，故以为君。升麻苦平，威灵仙、防风、苍术，苦辛温发之者也，故以为臣。血壅而不流则痛，当归辛温以散之。甘草甘温，益气缓中。泽泻咸平，茯苓甘平，导湿而利小便，以淡渗之也。使气味相合，上下分散其湿也。大羌活汤：羌活、升麻各一钱，独活七分，苍术、防风（去芦）、威灵仙（去芦）、白术、当归、白茯苓（去皮）、泽泻各半钱。上十味㕮咀，作一服，水二盏，煎至一盏，去渣温服，食前一服，食后一服。忌酒面生冷硬物。”

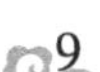

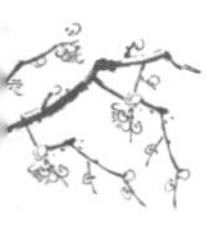

祛风除湿，散寒开闭

——四味羌活汤临证举隅

四味羌活汤，即九味羌活汤减味方，由羌活、防风、苍术、甘草四味药组成，用于风寒湿邪闭阻经络肌表之证，具有祛风除湿，散寒开闭之功。可广用于由风寒湿邪所致之杂病。

1. 皮肤病

栗某，男，76 岁。2010 年 9 月 9 日初诊。

近半年来头面部大量白色糠秕状脱屑，前额、双颧、鼻梁等部皮肤潮红，无渗液，无瘙痒。右下肢湿疹多年，久治不愈。畏寒，不喜饮，纳食好，大便日 1 次。舌质暗红，左侧舌边见一瘀斑，舌苔润滑，脉弦缓。

2002 年患“脑梗死”，左侧肢体活动障碍。

证属风寒湿蕴滞，血虚生风。治以祛风散寒除湿，养血活血熄风。方用四味羌活汤合四物汤加减。

处方：羌活 9g，防风 9g，炒苍术 12g，当归 12g，生地 15g，赤芍 12g，川芎 9g，僵蚕 12g，蝉衣 9g，生甘草 3g。4 剂，水煎服。

2010 年 9 月 13 日二诊：面红、脱屑有所减轻，左下肢湿疹又新发 2 处。舌、脉同前。

下焦湿盛，加用淡渗利湿之品。上方加猪苓 15g，茯苓 15g。5 剂，水煎服。

2010 年 9 月 20 日三诊：头面部皮肤脱屑明显好转，右下肢湿疹有所好转。舌质暗红，舌苔薄白腻，脉弦缓。上方加石菖蒲 9g。5 剂，水煎服。

2010 年 9 月 27 日四诊：诸症持续好转，下肢湿疹明显减轻。舌质淡暗，舌苔白润，脉细弦缓。上方去蝉衣，继服 7 剂。

2010 年 10 月 6 日五诊：下肢湿疹已愈，前额尚有少许脱屑，仍有畏寒。舌质淡暗，舌苔白，脉细弦缓。湿邪渐退，治疗当倾向阳虚寒盛。转方麻黄附子细辛汤合四物汤加减。

处方：生麻黄 3g，细辛 3g，制附子（先煎）12g，生苍术 12g，当归 12g，川芎 9g，生地 12g，赤芍 12g。7 剂，水煎服。

2010 年 10 月 14 日六诊：畏寒好转，脱屑渐不明显。舌苔薄白腻，脉细缓。上方加鸡内金 12g。7 剂，水煎服。

上方服后无不适，停药。2011 年 1 月 20 日因皮肤又出现脱屑就诊，仍以四味羌活汤合四物汤加减，服 14 剂痊愈。

按：本案为皮肤病，就诊前在他处屡治不效，头面部脱屑、潮红，严重影响外观，进而影响患者与他人交往。治疗后，颜面色泽恢复，外观上前后判若两人，患者及家属惊叹中药之神奇，此后笃信中医。

中医的传播，必须以疗效作基础。

本案主症为头面部的脱屑、潮红，结合高龄久病，

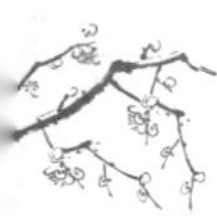

考虑与血虚生风有关，故四物汤贯穿于治疗始终。

下肢湿疹提示湿邪，苔润滑，畏寒，不喜饮，提示寒湿。平胃散加干姜为笔者治疗寒湿常用之方，而本案治疗中，针对寒湿选用了四味羌活汤，学生问其故。答：平胃散加干姜是为治疗脏腑寒湿而设，而四味羌活汤是为治疗经络肌表寒湿而设。患者纳食、大便正常，腹无不适，说明寒湿不在脏腑。结合病位在皮肤，故选用四味羌活汤。

病位，是选方用药中一个很重要的因素。

至于方中加用僵蚕、蝉衣，为祛风止痒而设；加用猪苓、茯苓，为利水渗湿而设；加用石菖蒲，为化湿而设。皆为随证用药之例。

五诊时更方，由四味羌活汤改为麻黄附子细辛汤加苍术，减轻了发散祛湿的作用，侧重于振奋阳气。在此，也可以体会四味羌活汤与麻黄附子细辛汤加苍术的异同。

临证用方，差之毫厘，谬以千里。

联想到《伤寒论》中的太阴病。有注家认为，太阴病分太阴经证和太阴脏证，太阴经证和太阴脏证的区别在于有无吐、利。太阴经证治用桂枝汤、桂枝加芍药汤、桂枝加大黄汤；太阴脏证治用“四逆辈”。笔者习惯把平胃散（或加干姜）视作治太阴之方，似乎也可以这样认识：平胃散加干姜治疗太阴脏证，四味羌活汤治疗太阴经证（这与前文所说四味羌活汤治疗太阳病并不矛盾，有如桂枝汤既治疗太阳病，又治疗太阴经证，需临证体会）。

那么，从“四逆辈”到平胃散加干姜，从“桂枝辈”到四味羌活汤，我们也可以看作是经方的发展。

读书、临证越久，越能感知到经方鲜活的生命力。

2. 皮肤病

高某，女，42岁。2011年9月21日初诊。

患者为笔者家乡人，从乡下专程来省城看病。自述双足干痒痛半年余，使用多种药膏外涂及口服中药、中药水煎外洗都不效。诊见双足干燥、皲裂、斑块硬结、脱屑，以足底和足趾间较甚。西医院皮肤科以“双足趾起银屑斑块伴痒半年”为主诉，诊为“银屑病”。笔者建议其中药治疗。

患者除双足干痒痛外，余无明显不适。汗不多，不喜饮。舌质暗红，舌苔白腻，脉弦缓。

辨证为寒湿下阻，血热血燥。治以散寒除湿通络，凉血活血润燥为法。

处方：

（1）独活9g，防风9g，生苍术12g，桃仁12g，炒杏仁12g，白茅根15g，紫草15g，茜草15g，川牛膝15g，生地15g，丹皮15g，生甘草6g。30剂，水煎服。

（2）桂枝12g，生白芍12g，桃仁12g，麻子仁30g，土茯苓30g，生甘草10g。10剂，水煎外洗，1剂使用3日。

2011年10月28日来诊：患者无不适，双足皮肤恢复正常。

按：笔者认为，对疾病的诊断，需要依赖专科医生。诊断后的治疗，如用中药，中医是不分科的。本

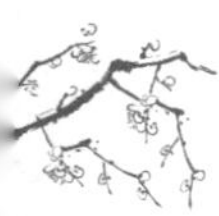

案患者来诊，因对皮肤病不能明确诊断，故建议其去省人民医院皮肤科就诊。就诊后，患者并未按医嘱买药，而是拿着就诊手册又来找我，让我定夺如何治疗。我给出了中药治疗方案，患者带着一个月的中药返回了家乡。当然，也会很认真地（甚至是虔诚地）按医嘱用药。

这里，涉及患者对医者的信任。这种信任是医疗过程中保证治疗效果的很关键的一点，也是医患关系中很重要的一点。古代中医是非常重视这种信任的。笔者经常为父老乡亲“包治百病”，且每每能取得“神奇”疗效，很重要的原因之一是家乡人对我的极度信任。从乡下到省城来看病，再大牌的专家都不信，只信任我这个老乡中医。

我经常和部分慢性病、难治病患者交流：“找一个你信任的医生坚持治疗。”

本案中，病发于足，属下焦，舌苔见白腻，结合山区农民经常涉水沾露，考虑寒湿为患。而局部皮肤干痒痛、硬结、脱屑考虑血热血燥。故处方时选用凉血活血润燥之品。

在用四味羌活汤时，考虑到病在足，故以偏于走下之独活易偏于走上之羌活。所加白茅根、紫草、茜草取自于赵炳南先生之“凉血五根汤”（白茅根、瓜蒌根、茜草根、紫草根、板蓝根）；所加生地、丹皮取自治疗血热之犀角地黄汤；加桃仁、杏仁润燥，一走血分，一走气分；加川牛膝取其活血和引药下行之功。

外洗方也纯属临时组方：桂、芍、草调和局部之营卫，桃仁、麻子仁润燥，土茯苓祛湿解毒。

3．痹病

刘某，女，70岁。2010年11月25日初诊。

多年来双侧膝关节时有疼痛，近一周双膝疼痛又发，右膝较甚，影响行走。伴见双下肢沉重酸软，纳食尚可，大便欠爽，头欠清利。舌质暗红，舌苔白腻，脉弦缓。

证属寒湿痹阻经络，治以散寒除湿通络为法。方用四味羌活汤合四妙散加减。

处方：羌活9g，防风9g，生苍术12g，黄柏12g，生苡仁30g，怀牛膝12g，炒莱菔子12g，川芎9g，细辛3g，生甘草3g。5剂，水煎服。

2010年11月30日二诊：药后头身清爽许多，双膝疼痛明显减轻，舌苔转薄。上方继服5剂，膝痛已愈，停药。

按：本案属痹证，病位在下焦膝关节，伴见下肢沉重酸软，且见舌苔白腻，当属湿邪痹阻。尽管舌、脉、症不显热象，但湿痹日久，且在下焦，多蕴而化热，故常例选用四妙散治疗（典型寒湿闭阻不在此例）。

病发于寒冬，近一周疼痛明显，伴头欠清利，考虑发病与风寒痹阻有关，故合用四味羌活汤加川芎、细辛祛风散寒，化湿通络。

加用炒莱菔子，为大便欠爽结合舌苔腻而设。

4．带下病

白某，女，23岁。2011年2月25日初诊。

主诉近一周带下清稀，色白，外阴刺痒。平素纳

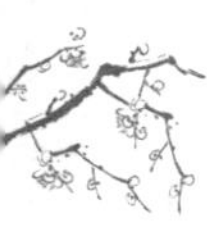

少、体倦、面白、声低。舌质淡，舌苔薄白腻，脉细缓。月经规律。

证属脾气虚弱，清阳失升，寒湿下注。治以益气升清祛寒湿为法，方用四味羌活汤加味。

处方：羌活6g，防风6g，生苍术12g，升麻3g，生黄芪15g，当归9g，鸡内金12g，炙甘草3g。7剂，水煎服。

2011年3月4日二诊：药后带下、阴痒止，纳食稍增，舌苔转薄白。改用补中益气汤善后。

处方：生黄芪15g，党参9g，当归9g，生白术9g，陈皮9g，升麻3g，柴胡3g，鸡内金9g，炙甘草3g。7剂，水煎服。

按：气虚之体，又见带下清稀色白，极易辨为气虚气陷而选用补中益气汤。但带下清稀，结合舌苔薄白腻，提示有寒湿下注。笔者以往治疗补中益气汤证而见舌苔偏腻者，每每用补中益气汤，以苍术易白术，或加半夏、茯苓等，但往往收效较慢。后改用四味羌活汤加味，或合补中益气汤加减，疗效明显提高，所谓先以祛邪为主，后转以扶正为主。正如本案，一诊着眼于寒湿下注，见效倒也快捷。

在《兰室秘藏·妇人门》中，治疗“经漏不止”的第一方为升阳除湿汤，组方与本案一诊处方极为相似：“当归（酒洗）、独活（以上各五分）、蔓荆子（七分）、防风、炙甘草、升麻、藁本（以上各一钱）、柴胡、羌活、苍术、黄芪（以上各一钱五分）。上锉如麻豆大，勿令作末，都作一服，以洁净新汲水三大盏，煎至一大盏，去渣，空心热服。待少时以早饭压之，可一服而已。”

分析本方组成，内含补气血之黄芪、当归，升阳除湿之四味羌活汤，以及其他升阳除湿之品。也许李东垣组方时并未想到九味羌活汤、四味羌活汤，想到的只是升阳除湿之法。但对于后学的我们，可以把该方看作四味羌活汤加黄芪、当归，再加味而成。

升阳除湿汤主治崩漏：“女子漏下恶血，月事不调，或暴崩不止，多下水浆之物。多由饮食不节，或劳伤形体，或素有心气不足，因饮食劳倦，致令心火乘脾。其人必怠惰嗜卧，四肢不收，困倦乏力，无气以动，气短上气，逆急上冲，其脉缓而弦急，按之洪大，皆中之下，得之脾土受邪也。”

又治带下：“若遇夏月白带下，脱漏不止，宜用此汤，一服立止。”

在逍遥丸、四物汤、温经汤、生化汤等治疗妇科常用方之中，李东垣的升阳除湿汤从方药组成到所体现的治法，都显得卓尔不群。

当然，书中明言该方只宜暂用，效即转方：“此药乃从权之法，用风胜湿，为胃下陷而气迫于下，以救其血之暴崩也。并血恶之物住后，必须黄芪、人参、炙甘草、当归之类数服以补之，于补气升阳汤中加以和血药便是也。若经血恶物下之不绝，尤宜究其根源，治其本经，只益脾胃，退心火之亢，乃治其根蒂也。”

5. 耳窍病

张某，女，76岁。2011年6月27日初诊。

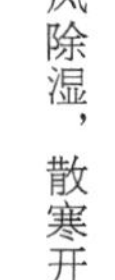

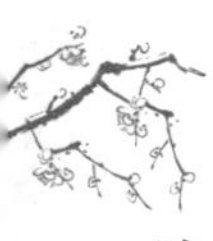

近一周晨起锻炼后突发双耳蒙堵感，自声增强，头蒙欠清利。纳可，便调。舌质淡暗，舌苔薄白腻，脉细缓。

证属湿浊闭阻清窍，治以升清化湿通窍为法。方用四味羌活汤加减。

处方：羌活6g，防风6g，生苍术6g，藁本6g，蔓荆子9g，升麻6g，葛根12g，泽泻12g，生甘草3g。5剂，水煎服。

药后双耳蒙堵感消失，头部无不适。

按：本案属中医“耳胀”范畴。耳堵头蒙，舌苔偏腻，湿浊闭阻清窍无疑。治当升清化湿，常用方为羌活胜湿汤。本案中笔者取用四味羌活汤加减，处方实参合羌活胜湿汤意。两方主要差别在于四味羌活汤用苍术“下安太阴”以化脾湿，羌活胜湿汤用川芎“上行巅顶”以治头痛。

四味羌活汤可用于治疗风寒之象不显之湿阻清窍案，取其升清化湿通窍之功。

古方新病不相能

——从小青龙汤到麻黄苍术汤

(一)

读《兰室秘藏》，“自汗门”中有麻黄苍术汤：“治秋冬每夜五更嗽，连声不绝，乃至天晓日高方缓。口苦，两胁下痛，心下痞闷，卧而多惊，筋挛，肢节疼痛，痰唾涎沫，日晚神昏呵欠，不进饮食。麻黄八钱，苍术五钱，黄芪一钱五分，草豆蔻六分，柴胡、羌活以上各五分，生甘草、当归梢、防风以上各四分，炙甘草、黄芩以上各三分，五味子九个。右㕮咀，分作二服，水二盏，煎至一盏，稍热，临卧服。”

秋冬五更咳、喘、哮，为临床常见病症。如见痰唾涎沫，多属阳虚阴盛，寒饮为患，笔者通常使用小青龙汤治疗，收效颇捷。寒盛者，或加吴茱萸、生姜祛寒降浊，或加制附子温振阳气。但临床观察到，如舌苔薄白或水滑，用小青龙汤加减效如桴鼓。如舌苔白腻，用小青龙汤也可见效，但不易收功。笔者也尝试加用陈皮、枳实或苍术、炒莱菔子等，总不能达到效如桴鼓。在很长一段时间内，自认为舌苔白腻者并非小青龙汤证，但却找不到更合适的对证之方。

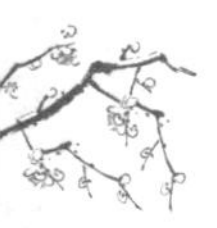

读及上文，眼前豁然一亮，于是试图去剖析麻黄苍术汤的组成。全方由12味药组成，乍看组方有东垣式的杂乱。仔细分析，本方实由四味羌活汤合小柴胡汤加减而成，即苍术、羌活、防风、炙甘草，合柴胡、黄芩、生甘草，加麻黄、草豆蔻、五味子、黄芪、当归梢。

证中有口苦、两胁下痛，考虑病涉少阳，故合用柴胡、黄芩、生甘草枢解少阳；证中有日晚神昏呵欠，不进饮食，考虑病涉内伤，故加用黄芪及当归梢，之所以当归用梢，可能考虑到两胁下痛、肢节疼痛等痛症。设想，如果证中没有口苦、胁痛，没有神昏、呵欠，麻黄苍术汤就可以瘦身为四味羌活汤加麻黄、草豆蔻、五味子。

四味羌活汤加麻黄、草豆蔻、五味子，主治秋冬每夜五更嗽连声不绝，痰唾涎沫，可以伴见心下痞闷、肢节疼痛。而小青龙汤主治“伤寒表不解，心下有水气”，也常见天冷、凌晨阵发性咳嗽，痰唾清稀涎沫，也可伴有发热、身痛等。两方证有很多类似之处。

分析两方的组成，小青龙汤由麻黄汤去杏仁，加半夏、干姜、细辛、五味子、芍药组成，实即由解风寒在表之麻黄汤合桂枝汤加减和化寒饮在里之半夏、干姜、细辛、五味子两组药物组成。那么，四味羌活汤加麻黄、草豆蔻、五味子，也可以看作是由解风寒湿在表之四味羌活汤和化寒湿在里之麻黄、草豆蔻、五味子组成。麻黄汤（加减桂枝汤）外解在表之风寒，四味羌活汤外解在表之风寒湿；干姜、细辛、五味子温化肺家之寒饮，麻黄、草豆蔻、五味子治疗肺家之寒湿。两方的病机区别点在于寒饮与寒湿。寒饮与寒湿，见症可以类同，舌象、脉象可以出现不同。寒饮多见苔滑、脉弦，寒湿多见苔腻、脉濡或细缓。

通过上述分析，我们不妨这样认识：疑似小青龙汤证而舌苔见白腻者，可以想到四味羌活汤加麻黄、草豆蔻、五味子方证。

（二）

冯某，女，43 岁。2011 年 8 月 12 日初诊。

近 1 月来皮肤反复出现荨麻疹，每日入睡前发作，身痒而起疹，口服中药、西药治疗效果欠佳。伴见睡眠欠佳，腹部畏寒，大便偏干，纳食尚可。无四逆。口中和，不喜饮。既往有“哮喘”病史。舌质淡暗，舌苔薄白腻，脉细弦缓。

证属寒湿在表，治以散寒除湿、祛风止痒为法。方用麻黄苍术汤加减。

处方：羌活 10g，防风 10g，生苍术 10g，生麻黄 5g，草豆蔻 3g，五味子 6g，姜半夏 10g，僵蚕 10g，蝉衣 6g，生甘草 3g，生龙、牡各 20g。7 剂，水煎服。

药后诸症缓解，停药。

按：患者患“哮喘”病多年，笔者屡用小青龙汤加减给予治疗。本次病发荨麻疹，未见咳、喘，但根据病史，医、患都明白，用药稍有不慎，随时都可能出现咳、喘、痰鸣。

四诊表现毫无热象，结合素体、宿病，考虑阳虚

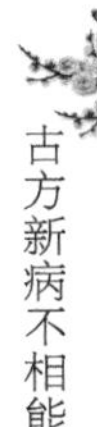

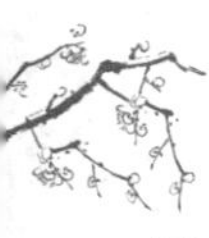

阴盛。舌苔薄白腻，考虑寒湿之邪为患。病位在表不在里，故不使用平胃散、“四逆辈”。未见明显“四逆”表现，故不使用“附子剂”。考虑到素有肺家寒饮，此次病变为肌表寒湿，故选用麻黄苍术汤加减，一以祛肌表寒湿，二可防肺家寒饮内动。用僵蚕、蝉衣、生龙牡者，取其祛风、止痒、安神之功，针对晚上身痒、睡眠欠佳而设。

此湿热疼肿之圣方

——当归拈痛汤浅识

（一）

当归拈痛汤，方书中有谓“东垣当归拈痛汤”。考东垣著作，《内外伤辨惑论》和《脾胃论》中俱未载该方。《兰室秘藏》在“腰痛门”中载有该方，名“拈痛汤”。《医学发明》（节本）中也载有该方，方名“当归拈痛汤”。

李东垣的老师张元素在《医学启源》中首载该方，并且明确指出：“下之二方，非为治病而设，此乃教人比证立方之道，容易通晓也。”“下之二方”即指当归拈痛汤和天麻半夏汤。

李东垣的弟子罗天益在《卫生宝鉴》中也载有该方，并且几乎全部引用了《医学启源》中该方的主治与方解内容，同时附有治案。

可以认为，当归拈痛汤由张元素创方，是易水学派中较有影响的一张方剂。

清代医家张璐在《张氏医通》中盛赞本方为“此湿热疼肿之圣方”。后世医家将该方广用于风湿热痹及湿热脚气初起的治疗。

（二）

《医学启源》："当归拈痛汤：治湿热为病，肢节烦痛，肩背沉重，胸膈不利，遍身疼，下注于胫，肿痛不可忍。经云：湿淫于内，治以苦温。羌活苦辛，透关利节而胜湿；防风甘辛，温散经络中留湿，故以为君。水性润下，升麻、葛根苦辛平，味之薄者，阴中之阳，引而上行，以苦发之也。白术苦甘温，和中除湿；苍术体轻浮，气力雄壮，能去皮肤腠理之湿，故以为臣。血壅而不流则痛，当归身辛温以散之，使气血各有所归。人参、甘草甘温，补脾养正气，使苦药不能伤胃。仲景云：湿热相合，肢节烦痛，苦参、黄芩、知母、茵陈者，乃苦以泄之也。凡酒制药，以为因用。治湿不利小便，非其治也。猪苓甘温平，泽泻咸平，淡以渗之，又能导其留饮，故以为佐。气味相合，上下分消，其湿气得以宣通矣。羌活（半两），防风（三钱）（二味为君），升麻（一钱），葛根（二钱），白术（一钱），苍术（三钱），当归身（三钱），人参（二钱），甘草（五钱），苦参（酒浸，二钱），黄芩（一钱，炒），知母（三钱，酒洗），茵陈（五钱，酒炒），猪苓（三钱），泽泻（三钱）。上锉如麻豆大，每服一两，水二盏半，先以水拌湿，候少时，煎至一盏，去滓，温服，待少时，美膳压之。"

从本方的组成来看，着眼于上下分消湿邪，主要由风药胜湿、淡渗利湿、苦温燥湿、清热燥湿以及甘温养正五组药物组成。从《医学启源》的记载可以看出，该方是张元素为了说明“五行制方生克法”、为了说明临证制方遣药的法则而出的例方，是为“课徒”而出的示例方。既然是例方，临证使用时就不必拘泥，用好该方的较高境界当是用好其组方之法。

该方在后世医家的临床中应用较广，但能领会其法、灵活变通者不算太多。罗天益在《卫生宝鉴》中所出医案即为原方使用。《张氏医通》中有个别药物的加减记载：多汗，去升麻，易黄芪；自汗，去苍术，易桂枝；下肿，去防风，易防己；疼热，去知母，易黄柏。

（三）

湿为阴邪，本性趋下，但湿邪常与阳邪相合，如风邪、热邪，则上下表里，无处不到。湿邪在上、在表，治以风药胜湿；湿邪在里，治以苦温燥湿；湿邪在下，治以淡渗利湿。正虚者，治以扶正。此为治疗湿邪之常法。如合风邪，兼以祛风；如合热邪，合以清热。也许该方所要说明的组方用药大法可以这样浅显理解。当然，用药尚要结合经络、气血。那么临证使用时，我们就可以根据病症的表现、湿邪的处所有针对性地处方。如湿邪偏于留滞经络，表现以“遍身疼痛”为主，则治疗以风药胜湿为主；湿邪偏于“下注于胫，肿痛不可忍”，则治疗偏重于淡渗利湿。

方中人参的使用，原方方解谓：“人参、甘草甘温，补脾养正气，使苦药不能伤胃。”似乎为必要之品。但临证并非使用苦药时都需要佐以人参以防伤胃。也许张元素在此处仅仅是举例，作为一种治法提出而选加

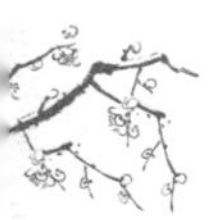

人参。如果正虚不显，或祛邪为先，自然可以不必使用人参。如九味羌活汤方中就不用人参。

对本方的主治描述中，有两段话值得注意。《医学发明》(节本)："北方之人，常食湩乳，又饮之无节。且湩乳之为物，其形质则水也。酒醴亦然。人知水谷入胃，胃气蒸腾，其气与味宣之于经络，化之为气血。苟元气不充，胃气本弱，饮食自倍，肠胃乃伤，其气与味不得宣畅，旁通水湿之性，润下而致之也。"《卫生宝鉴》："盖多饮乳酪醇酒，水湿之属也。加以奉养过度，以滋其湿水之润下，气不能呴之，故下疰于足胻，积久而作肿满疼痛，此饮之下流之所致也。"读了这两段话，笔者突然想到"内伤"两字。也许张元素制方时并未完全明朗，但到李东垣、罗天益用方时，可能会时时考虑到外感和内伤之分。如有内伤，人参、甘草等补中之品自在使用之列。如"脾胃一虚，肺气先绝"，黄芪也在使用之列。

以当归名方，但方中当归并非主药，仅为佐药。当归在方中"辛温以散之，使气血各有所归。"难道以当归名方仅仅是示意本方有去壅去滞、流通气血之功?《兰室秘藏》中名为"拈痛汤"，是传抄失误，还是"又名"？还有，方中所用当归为"身能养血"的当归身，而非"尾能行血"的当归尾。(《汤液本草》在当归条下引易老云"头能破血，身能养血，尾能行血。")

《续名医类案》中载一案："龚子才治张太仆，每天阴即遍身痛如锥刺，已经数年，左脉微数，右脉洪数，乃血虚有湿热也。以当归拈痛汤加生地、白芍、黄柏，去人参，数剂而瘳。”此案中即将当归用作养血治血虚之品。

仔细研究本方的组成，我们可以发现方中包含九味羌活汤方中的四味基础药物：羌活、防风、苍术、甘草（即四味羌活汤）。两方同出于张元素之手，同治湿邪为病。我们似乎可以认为，两方的组方思路是同出一辙的，尽管主治、组方差别较大。我们甚至可以把当归拈痛汤当作九味羌活汤“治杂病有神”的加减方来学习和使用。

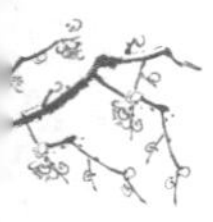

参术之补，有碍寒湿之行

——厚朴温中汤漫谈

（一）

张某，男，54岁。2010年11月20日初诊。

近2月来脘腹胀满，时有胃痛，食后又受凉加重。纳食减少，大便尚调。前医处以附子理中汤加减，不效，反增口干咽燥。舌质淡暗，舌苔白腻，脉细缓。

辨证为脾胃虚寒，寒湿内困。治以温散寒湿为先，方用厚朴温中汤加减。

处方：厚朴9g，陈皮12g，草豆蔻9g，干姜9g，茯苓12g，香附9g，炙甘草3g，生姜3片。7剂，水煎服。

11月27日二诊：胀减纳增，上方加炒白术12g，继服7剂。

12月5日三诊：诸症俱失，处附子理中丸20丸善后。

有学生问：为何厚朴温中汤效而附子理中汤不效？答：参术之补，有碍寒湿之行。

赵守真在《治验回忆录》中载一案：“刘健英，男，50岁。零陵芝城镇人。性嗜酒，近月患腹痛，得呕则少安，发无定时，惟饮冷感寒即发。昨日又剧痛，遍及全腹，鸣声上下相逐，喜呕，欲饮热汤。先以为胃中寒，服理中汤不效。再诊，脉微细，舌白润无苔，噫气或吐痰则痛缓，按其胃无异状，腹则膨胀如鼓，病在腹而不在胃，审系寒湿结聚之证。盖其人嗜酒则湿多，湿多则阴盛，阴盛则胃寒而湿不化，水湿相搏，上下攻冲，故痛而作呕。治当温中宽胀燥湿为宜。前服理中汤不效者，由于参术之补，有碍寒湿之行，而转以滋胀，虽有干姜暖中而不化气，气不行则水不去，是以不效。改以厚朴温中汤，温中宫则水湿通畅，调滞气则胀宽痛止。但服后腹中攻痛尤甚，旋而雷鸣，大吐痰涎碗许，小便增长，遂得胀宽痛解。其先剧而后缓者，是邪正相争，卒得最后之胜利，亦即古人‘若药不瞑眩，厥疾不瘳’之理也。再剂，诸证如失，略事调补而安。”

（二）

考厚朴温中汤出自李东垣《内外伤辨惑论》。原文：“厚朴温中汤：治脾胃虚寒，心腹胀满，及秋冬客寒犯胃，时作疼痛。厚朴（姜制）、橘皮（去白，以上各一两）、甘草（炙）、草豆蔻仁、茯苓（去皮）、木香（以上各五钱）、干姜（七分）。戊火已衰，不能运化，又加客寒，聚为满痛，散以辛热，佐以苦甘，以淡泄之，气温胃和，痛自止矣。右为粗散，每服五钱匕，水二盏，生姜三片，煎至一盏，去渣，温服，食前。忌一切冷物。”罗天益在《卫生宝鉴》中也载有该

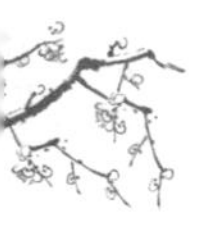

方，方中干姜用量为七钱。

（三）

单从方剂组成来看，很难想到该方出自李东垣之手。方中既没有人参、黄芪之补，也没有升麻、柴胡之升，药味也非“多多益善”。

方书多谓本方主治脾胃寒湿气滞证，但平胃散方也可主治脾胃寒湿气滞证，二方有何区别？

论中明言脾胃虚寒，擅长补泻同施、合方复治的李东垣为何在方中不治虚寒？

还有，擅用风药胜湿的李东垣为何在本方中未用风药？

（四）

读《内外伤辨惑论》和《脾胃论》，我们可以看出，李东垣治疗脾胃病湿胜者，擅用平胃散。在《内外伤辨惑论·卷中》补中益气汤方后“四时用药加减法”中，有如下论述：“如脉缓，体重节痛，腹胀自利，米谷不化，是湿胜，以平胃散主之。苍术苦辛温，泻湿为主也。”

从脏腑补泻用药法分析，厚朴温中汤很像平胃散的加减方，即平胃散去大枣，以草豆蔻仁易苍术，加茯苓、木香、干姜。但从升降浮沉补泻用药法分析，两方有着较大的区别。

本四时用药，为李东垣的用药法度之一。李东垣根据《内经》“必先岁气，无伐天和”提出“随时用药”。在《内外伤辨惑论》中指出：“凡用药，若不本四时，以顺为逆。四时者，是春升、夏浮、秋降、冬沉，乃天地之升浮化降沉，是为四时之宜也。但言补之以辛甘温热之剂，及味之薄者，诸风药是也，此助春夏之升浮者也，此便是泻秋收冬藏之药也，在人之身，乃肝心也；但言泻之以酸苦寒凉之剂，并淡味渗泄之药，此助秋冬之降沉者也，在人之身，是肺肾也。用药者，宜用此法度，慎毋忽焉！”理解厚朴温中汤与平胃散方的区别，也宜遵此法度。

在王好古所著的《汤液本草》中，载录了李东垣《药类法象》部分内容。从药类法象分析，平胃散方中，苍术、陈皮、甘草属于“湿化成（戊湿，其本气平，其兼气温凉寒热，在人以胃应之；己土，其本味咸，其兼味辛甘咸苦，在人以脾应之。）”类，厚朴属于“热浮长（气之厚者，阳中之阳。气厚则发热，辛甘温热是也。）”类；厚朴温中汤方中，厚朴、草豆蔻仁、干姜、木香属于“热浮长”类，陈皮、甘草属于“湿化成”类，茯苓属于“燥降收（气之薄者，阳中之阴。气薄则发泄，辛甘淡平寒凉是也。）”类。反映到《内外伤辨惑论》中，卷中内容分四部分，李东垣是按春、夏、秋、冬次序写成的，分别是“饮食劳倦论”、“暑伤胃气论”、“肺之脾胃虚方”、“肾之脾胃虚方”。平胃散方出现在应春的“饮食劳倦论”的方后加减中，而厚朴温中汤方出现在应秋的“肺之脾胃虚方”的正方中。可以这样认为，平胃散方以“湿化成”类药物为主组成，重在运脾治胃，普适于春、夏、秋、冬；

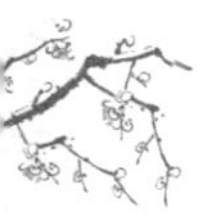

厚朴温中汤方以“热浮长”类药物为主组成，重在以味厚发热之品治疗“客寒”，佐“燥降收”之茯苓，以应“秋冬”。

（五）

病有标本，治有先后，这是《内经》中确立的重要理论之一，为后世医家所遵从。在后学者眼中，李东垣最擅长标本同治，常合寒、热、补、泻于一方，如人参、黄芪与黄连、黄柏同用，生地、白芍与苍术、羌活同用，附子、干姜与生地、黄连同用等，所谓东垣用药，“如韩信将兵，多多益善”。但在厚朴温中汤方中，论中明言“脾胃虚寒”、“戊火已衰”，但方中只治邪实，未及正虚，并未标本同治。为什么？

正虚为本，邪实为标，先治其标，后治其本，通常可以这样理解，赵守真所谓“参术之补，有碍寒湿之行”即含此意。但李东垣用药常例中并非如此。《汤液本草》中引“东垣先生《药类法象》”中明确指出：“凡治病者必先治其本，后治其标……除大小便不利及中满三者之外，皆治其本，不可不慎也。”

“戊火已衰”为“宿病”，“又加客寒”为新病，《金匮要略》所谓先治新病，后治宿病。或者说，主症为疼痛，“痛无补法”，先予祛邪，待“气温胃和，痛自止矣”之后再治正虚。这两种理解似也符合临床。

笔者在提出这一问题时突然想到：有没有这么一种可能，李东垣补泻同施、标本同治多用于内伤病证，所泻之邪、所治之标多为内生。即使为外感，所治病证也以内伤为主。而厚朴温中汤证所治之邪为外感，即“客寒”，且本证以外感为主，即“客寒”为本，因此组方重在祛邪，也合“先治其本”之意。

（六）

治疗寒湿，李东垣最擅长的手法当为风药胜湿，所谓“寒湿之胜，助风以平之”。厚朴温中汤主治寒湿气滞证，为什么方中不用风药胜湿呢？

李东垣在《脾胃论·用药宜禁论》中指出：“夫治病服药，必知时禁、经禁、病禁、药禁。”其中，“夫时禁者，必本四时升降之理，汗、下、吐、利之宜。大法：春宜吐，象万物之发生，耕、耨、料、斫，使阳气之郁者易达也。夏宜汗，象万物之浮而有余也。秋宜下，象万物之收成，推除致新，使阳气易收也。冬周密，象万物之闭藏，使阳气不动也。夫四时阴阳者，与万物浮沉于生长之门，逆其根，伐其本，坏其真矣……如春、夏而下，秋、冬而汗，是失天信，伐天和也。”

在厚朴温中汤证中，所治病证发生在秋冬，故不宜风药以升浮，反宜“以淡泄之”。当然，如发生在春、夏也并非绝对不可，李东垣又说：“有病则从权，过则更之。”“治法已试验者，学者当以意求其的，触类而长之，则不可胜用矣”。方示规矩，活法在人。

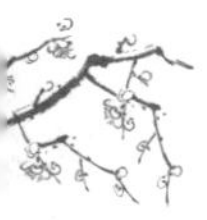

助阳气之升浮，解郁滞之阴火

——升阳散火汤浅识

（一）

升阳散火汤，治疗内伤发热名方，为李东垣“深达‘火郁发之’之义”（《医方论》）的杰作，是中医治法中“升阳散火”一法的代表方剂。但令笔者诧异的是，古今历代医家善用此方者极少，方书中多见有关本方方论而少见绝佳医案者即为明证。翻阅《实用中医内科学》和《现代中医内科学》两书，竟然没有升阳散火汤的身影。

升阳散火汤出自李东垣的《内外伤辨惑论》，原文：“升阳散火汤，治男子妇人四肢发困热，肌热，筋骨间热，表热如火，燎于肌肤，扪之烙手。夫四肢属脾，脾者土也，热伏地中，此病多因血虚而得之。又有胃虚过食冷物，郁遏阳气于脾土之中，并宜服之。”方药组成：“升麻、葛根、独活、羌活、白芍药、人参（以上各五钱），甘草（炙）、柴胡（以上各三钱），防风（二钱五分），甘草（生）（二钱）。右件㕮咀如麻豆大，每服称五钱，水二盏，煎至一盏，去渣，大温服，无时，忌寒凉之物。”此方也载于《脾胃论》中。在

《兰室秘藏》和《东垣试效方》两书中更名为柴胡升麻汤。四书中对于主治病症的文字表述稍有出入，药物次序有所不同。值得注意的是，《脾胃论》所载方中柴胡用量为八钱，而其他书中柴胡用量为三钱。

（二）

本方主治“郁火”，在这一点上历代医家的认识似无歧义。但火如何郁？郁火由何而得？则众说不一。张景岳在《景岳全书·古方八阵》中指出：“东垣升阳散火汤，治胃虚血虚，因寒邪郁遏阳气，以至肌表俱热如火，扪之烙手。此火郁发之之剂也。”认为郁火因于“寒邪郁遏阳气”。张秉成在《成方便读》中指出：“此方治外来之火，郁于表分，而不得解散者。”认为郁火因于“外来之火，郁于表分。”费伯雄在《医方论》中直言“郁结之火”，而不言何由而郁。李畴人在《医方概要》中指出：“火郁多在肝胆之经，以木盛能生火，而二经夹相火……”又将郁火置于肝胆之经。

从李东垣原文分析，本证之成因于“血虚”、“热伏地中”、“郁遏阳气于脾土之中”，因于内伤而非外感，因于内虚而非邪实。况从方名分析，“升阳”在前，“散火”在后，所治为“火证”，治法为“散”，“散火”的手段是“升阳”，也就是说，通过升阳以达散火之效。

《内外伤辨惑论·卷中》共由四部分内容组成，分别是“饮食劳倦论”、“暑伤胃气论”、“肺之脾胃虚方”和“肾之脾胃虚方”，是李东垣根据《内经》“藏气法

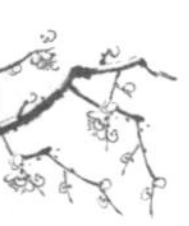

时”理论按春升、夏浮、秋降、冬沉依次写作而成。升阳散火汤见于“暑伤胃气论”这部分内容中。也就是说，也许李东垣制方本意为通过升阳散火以纠正体内气机该浮不浮的状态。那么，体内为什么会出现气机该浮不浮呢？根据原文，我们可以找出成因有二：一是因“血虚”致“热伏地中”；二是因“胃虚过食冷物”致“郁遏阳气于脾土之中”。成因之二较易理解，在脾胃气虚的基础上过食冷物，影响气机升浮，致阳气郁滞而化为阴火。而成因之一较难理解，“血虚”何以会引起“热伏地中”呢？难道血虚引起虚火内生转而被郁？从所用方药组成来看，这种理解显然是不正确的。

考李东垣在书中多处提到“血虚”，李东垣笔下的“血虚”是在内伤的基础上胃气（脾胃之气）虚所导致的，是“中焦受气取汁”不足的结果。也就是说，所谓的“血虚”是以气虚为前提和以气虚为主要表现的，如此理解即符合李东垣的用药“血虚以人参补之”。这样，我们就能理解“血虚”致“热伏地中”仍然是由于气虚无力升浮而致阳气郁滞化为阴火。

通过上述分析，我们可以这样认为：升阳散火汤所治之火是由于脾胃气虚，无力升浮（或者在此基础上过食冷物，进一步损伤和抑遏阳气），致阳气郁滞于脾胃所化之阴火。

（三）

方中选用升麻、葛根、柴胡、羌活、独活、防风，此六味俱属“味之薄者，阴中之阳”之“风升生”类药物，以助阳气之升浮，以解阳气之郁滞。正如《医方集解》中所写，“此皆味薄气轻，上行之药，所以升举其阳，使三焦畅遂，而火邪皆散矣。”同时佐用人参、炙甘草，甘温补脾胃元气，针对气虚无力升浮而设。佐用生甘草泻已成之阴火。至于白芍药，《汤液本草》中说：“气微寒，味酸而苦。气薄味厚，阴也，降也。”“能停诸湿而益津液”，“补中焦之药”，对诸风药之升浮有佐治之功，对人参补血虚有佐助之用。

（四）

李东垣治疗脾胃内伤诸病总的治法为“补其中，升其阳，甘寒以泻其阴火”（《内外伤辨惑论》）。从组方所体现的治法来看，本方与补中益气汤方主要区别在于本方是以升阳为主，补中、泻阴火为佐。补中益气汤是以补中为主，升阳、泻阴火为佐。

从病机分析，本方证主要矛盾在于阳气郁滞而不得升浮外达，补中益气汤方证主要矛盾在于脾胃气虚下流而不得升浮。

从病症表现看，本方证症状主要表现在四肢和肌表，而补中益气汤方证症状表现于周身表里。

（五）

读《谢映庐医案》，见一案将本方用于治疗外感表证：

“张怀久乃郎，年方及冠，遍身忽发疮疹，形如麻粒。询诸疡科，内以凉血托里之剂，外以药汤沐浴，

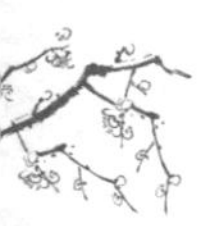

其疮尽伏，以致湿热内攻，恶寒发热，头痛身疼（此表邪确据）。延医又误为疟症，投以清脾饮服之（此误认为半表半里），以致寒不成寒，热不成热，人事昏惑，绝粒不进，乃叩于余。脉颇浮数，问之不应，扪之身热，视之唇舌俱淡。此风热内蕴，抑遏于中，若不外达，势必内攻脏腑，机窍尽闭而毙。当与升阳之药，提出肌表。与升阳散火汤二剂，遍身发热，躁扰不安。其家惊惶，促余再视。其身虽热，而问之能答，则神识将清，且粥饮亦进，则胃气有权，余曰：吉也。夫躁扰不安者，正邪气外达之征，明日毒气外出，则内可安。更与辛凉解表之法，以人参败毒散二剂，果然疮疹尽皆发出，形如绿豆粒。再与前法，疮皆灌脓结痂而安，仍与清散药而健。”

外感与内伤有别，但用“升阳之药，提出肌表”之理一致。医者贵在明理而非守方。

凡关节之病，非风药不可

——羌活胜湿汤浅识

（一）

羌活胜湿汤出自《内外伤辨惑论》："肩背痛不可回顾者，此手太阳气郁而不行，以风药散之。脊痛项强，腰似折，项似拔，此足太阳经不通行，以羌活胜湿汤主之。羌活胜湿汤：羌活、独活，以上各一钱；藁本、防风、甘草（炙）、川芎，以上各五分；蔓荆子三分。右㕮咀，都作一服，水二盏，煎至一盏，去渣，大温服，空心食前。如身重，腰沉沉然，经中有寒湿也，加酒洗汉防己五分，轻者附子五分，重者川乌五分。"

《脾胃论》中也载有该方，对方证的论述与上文稍有出入，主症中有头痛一症，川芎用量为二分，加减中有加黄柏、苍术等。

《内外伤辨惑论》中，羌活胜湿汤见于"饮食劳倦论"之下，对应春升，提示本方治疗的病变以升浮不足为主。

《脾胃论》中，羌活胜湿汤见于"分经随病制方"之下，提示本方是李东垣对经脉病变分经论治的例举方。

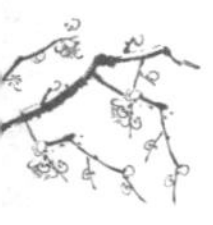

本方的主症以疼痛为主，可见头痛、项强、腰脊背痛等，用药以辛温祛风散寒胜湿药为主，病机当为风寒湿邪痹阻太阳经脉。

（二）

清代医家吴昆在《医方考》中对本方作了较为精当的方解："外伤于湿，一身尽痛者，此方主之。脾胃虚弱，湿从内生者，二陈、平胃之类主之；水停于膈，湿胜濡泻者，六一、五苓之类主之。水渗皮肤，肢肿黄胀者，五皮、茵陈之类主之。今湿流关节，非上件所宜矣。经曰：风胜湿。故用羌、防、藁、独、芎、蔓诸风药以治之。以风药而治湿，如卑湿之地，风行其上，不终日而湿去矣。又曰：无窍不入，惟风为能。故凡关节之病，非风药不可。用甘草者，以风药悍燥，用以调之，此之谓有制之兵也。"

论中重点强调湿邪，强调关节病变。实为湿邪夹风寒痹阻经脉关节。

《续名医类案》中载一案："张三锡治一人，体厚，自觉遍身沉重，难于转侧，两膝时痛肿，不红不硬，六脉濡弱，天阴更甚。作湿郁治，加减羌活胜湿汤，不十剂愈。"

（三）

若问本方主治外感病还是内伤病，大部分学者会认为主治外感病。从组方到主治，似乎无疑为外感病。

本方出自《内外伤辨惑论》卷中的"饮食劳倦

论”之下，补中益气汤之后。李东垣在卷上明辨外感、内伤，并且反复强调明辨外感、内伤的重要性。在卷中按升、浮、降、沉例举对内伤病的组方治疗，没有道理在阐述内伤病证治的同时随意插入治疗外感病的方证。

本方证当为在内伤基础上的外感病。这一点往往被后学者所忽略。

李东垣治疗内伤基础上的外感病，善于补益药与祛邪药混处一方，此为李东垣处方特点之一。表面上看，本方只为祛邪而设，并没有使用补益药。但宿病和新感同见时，李东垣也常常先治新感，后治宿病，只是在治疗新感时重视宿病，重视脏腑机能的恢复。

《内外伤辨惑论》和《脾胃论》中都载有东垣自治泄泻一案。案中明言“予病脾胃久衰，视听半失”，内伤（宿病）无疑，而新感寒湿，导致泄泻。案中并没有用补中益气和祛寒化湿同治，而是用“羌活、独活、升麻各一钱，防风半钱，炙甘草半钱”，升阳化湿为治。先治新感寒湿，只是在治疗新感时，注重了脾气升清功能的恢复。

同理，羌活胜湿汤也为新感而设，也为祛邪而设，同时也具有恢复脾气升清功能的作用。

（四）

明辨羌活胜湿汤证有无内伤的意义之一在于方中药物剂量的使用。

羌活胜湿汤原方用量极小，一剂药四钱三分，即

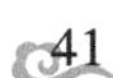

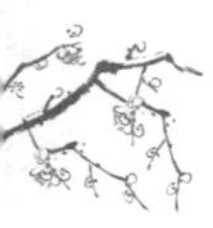

使是考虑到煮散、顿服这些影响因素，用量仍然是很小的。

也许有人会说，李东垣用药剂量都小，其实这是一种误解。李东垣在当归补血汤中黄芪用一两，在治疗“冯内翰叔献之侄”案中，姜附“顿服八两”（案见《东垣试效方》）。应该说，李东垣用方、用量是依证而设，小量仅是较为明显的特点而已。

如果单从治疗外感的角度、单从祛邪的角度去认识羌活胜湿汤，显然这么小的剂量是不堪胜任的，这要比张子和所倡导的“速攻之”、吴鞠通所说的“治外感如将”境界低了许多。

如此用量，李东垣是考虑到了外感背后的内伤。

当然，有学者指出，本方属祛风胜湿剂，用量小的原因是不取其大发汗，需缓缓祛湿于外。表面上看，此说非常合理。但验之临证，治疗风湿外袭，原方剂量仍不足用。

有学者指出，本方治疗湿浊蒙阻清窍之头蒙、头痛，确实需用小剂，大剂反而不效甚或引起变证，此说确从临证中来。理论上讲，本方治疗头蒙、头痛而全身症状不显者，并非原方主治，这属于扩大本方的主治范围。此时之头蒙、头痛，一方面与湿浊蒙闭清窍有关，另一方面与清阳不能上走清窍有关，其中清阳不能上走清窍已涉内伤。小剂风药，一方面祛风胜湿，另一方面升阳通窍。

（五）

羌活胜湿汤治疗在内伤基础上的外感病。那么，如果内伤表现较甚，同时又见羌活胜湿汤证，在使用羌活胜湿汤时，可不可以加用补益药，或与补益方合方呢？

答案是肯定的，这种用药法也是李东垣的擅长。

在《东垣试效方》中也有一羌活胜湿汤，是以案例的形式记录的，但组成与上文所述羌活胜湿汤大为不同。细读这则案例，似可当做羌活胜湿汤在临床上的灵活加减运用来学习。

“张耘夫，己酉闰二月尽，天寒阴雨，寒湿相杂，因官事饮食失节，劳役所伤，病解之后，汗出不止，沾濡数日，恶寒重，添厚衣，心胸间时烦热，头目昏愦上壅，食少减。此乃胃中阴火炽盛，与外天雨之湿气、峻热两气相合，令湿热大作，汗出不休，兼见风邪以助东方甲乙。风药去其湿，以甘寒泻其热，羌活胜湿汤主之。炙甘草三分，黄芪七分，生甘草五分，生黄芩、酒黄芩各三分，人参、羌活、防风、藁本、独活、细辛、蔓荆子、川芎各三分，升麻、柴胡各半钱，薄荷一分。上件都作一服，水二大盏，煎一盏半，细辛以下人轻清四味，再上火，煎至一盏，去滓，热服之。一服而止，诸症悉去。”

本案病程较长，见症较杂，虚实阴阳俱见，能“一服而止，诸症悉去”者，非临证高手不可为，且应该精于治内伤者。

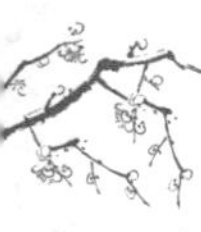

方中用药极杂，典型的李东垣用药风格。但仔细分析，组方实由补中益气汤合羌活胜湿汤化裁而来。方中以补中益气汤去白术、当归、陈皮，加黄芩，“甘寒泻其热”；以羌活胜湿汤加细辛、薄荷，“风药去其湿”。

开提胃热用升连

——解读清胃散

（一）

方，依法而立。学一方，需知其立方之法。不知立方之法而徒守所立成方，方即死方，无法应对变化之证。尽管有“执一法不如守一方”之说，但所守之方一定是有法之方，且用方者必须知其法。

尝侍诊杨建屏老师，见老师每以清胃散方加生石膏治疗胃火牙痛，效如桴鼓。初涉临床，也每取用清胃散方治疗胃热诸病，有效有不效，究其原因，与不明立方之意不无关系。

考清胃散方出自李东垣的《脾胃论》，原方组成：“真生地黄、当归身（以上各三分），牡丹皮（半钱），黄连（拣净，六分，如黄连不好更加二分，如夏月倍之，大抵黄连临时增减无定），升麻（一钱）。右为细末，都作一服，水一盏半，煎至七分，去渣，放冷服之。”用于治疗“因服补胃热药而致上下牙痛不可忍，牵引头脑满热，发大痛（《兰室秘藏》为“牵引头脑，满面发热，大痛。”），此足阳明别络入脑也。喜寒恶热，此阳明经中热盛而作也。”《兰室秘藏》和《东垣

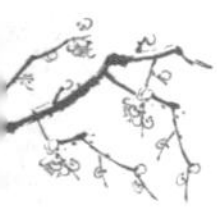

试效方》中都载有该方。

对于该方的理解与使用，首先需明确以下几个问题：

方中何为君药？

所主治的胃热属虚、属实和在气、在血？

如何理解生地黄、当归的使用？

如何理解升麻的功用？

（二）

关于君药。

李东垣书中未言何药为君。“为君者最多”，从原方用量上看，升麻用至一钱，用量最大。吴昆在《医方考》中对每味药的分析为：“升麻能清胃，黄连能泻心，丹皮、生地能凉血。乃当归者，所以益阴，使阳不得独亢尔。”方名清胃散，方中升麻清胃，量独大，似可为君药。但，升麻“气平。味苦甘。微苦微寒。”（《汤液本草》）似不足以为清胃之主药。

有以生地黄为君药者。《古今名医方论》中，罗美明确指出：“方中以生地凉血为君；佐以牡丹皮，去蒸而疏其滞；以黄连彻热燥湿为臣，和之以当归，辛散而循其经；仍用升麻之辛凉升举，以腾本经之清气……”当代医家焦树德在《方剂心得十讲》中也认为“方中以生地凉血益阴为主药。”但，《汤液本草》中对生地黄的认识：“《象》云：凉血补血，补肾水真阴不足。此药大寒，宜斟酌用之，恐损胃气。”“东垣云：生地黄治手足心热及心热，入手足少阴、手足厥阴，能益肾水而治血。”生地黄不入阳明经，也不足以为君药。

李畴人在《医方概要》中指出：“此方全籍石膏之平胃热，乃生地、丹皮得力……”但，石膏并非原方中固有，只是《医方集解》中提到“一方加石膏”。临证中重用石膏、以石膏为君药，取效也多，但已属清胃散的变方，并非原方本意。

方书中有认为黄连为君者。汪昂在《医方集解》中指出：“此足阳明药也。黄连泻心火，亦泻脾火，脾为心子，而与胃相表里者也”。似以黄连为君。初读这段文字，黄连泻脾，有所不解。后读《汤液本草》，见有如下论述：“（黄连）《液》云：入手少阴，苦燥，故入心，火就燥也。然泻心其实泻脾也，为子能令母实，实则泻其子。”始知汪氏有所本。只是强分脾与胃似有牵强，不知李东垣常以脾和胃互称，此处泻脾实指泻土。

黄连为方中君药，当为李东垣立方之本意。李东垣在《脾胃论》中对“君臣佐使法”有过论述，基本观点为“主病者为君，佐君者为臣，应臣者为使。一法，力大者为君。”“君药分两最多，臣药次之……”王好古在《汤液本草》中录有“东垣先生《用药心法》”，“心法”中提到“主病者为君。……治中焦热，黄连为君。”黄连清胃泻火，治胃火牙痛，为主病者，为方中君药顺理成章。当然，黄连大苦大寒，也属“力大者”。至于“分两”，原方中黄连仅用六分，似较升麻一钱为少，但方中有“如黄连不好更加二分，如夏月倍之，大抵黄连临时增减无定”之说。如“夏月

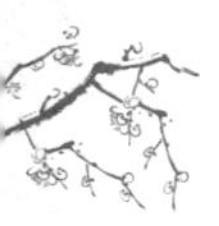

倍之”则黄连当然为方中用量最大者。考清胃散所治胃火牙痛，四季皆可见，但以夏月（及其前后）天热时较为多见。原方主治病症为“因服补胃热药”所致，而“服补胃热药”以天凉之秋冬季节多见，故东垣原方仅用六分或为“随时用药”之例。

（三）

关于生地黄。

生地黄凉血养阴治虚火，黄连清胃燥湿治实火，两药同处一方，所治病证究竟为实火，还是虚火，还是虚实并见呢?

清胃散主治胃家实火，这似乎是所有临床家的共识。那么，方中为什么要选用治疗虚火的生地黄呢?方书中多从阳明为多气多血之腑作解，阳明胃热，需清气的同时凉血，生地之用在于凉血。

那么，是不是治疗所有的胃热病证都需要凉血呢?

显然不是。白虎汤就是清胃热的常用方，方中并不配以血药。这样看来，单从阳明为多气多血之腑作解是显然不够的。

《古今名医方论》中引用罗美的论述:“阳明胃多气多血，又两阳合明为热盛，是以邪入而为病常实。若大渴、舌胎、烦躁，此伤气分，热炙大腑，燥其津液，白虎汤主之。若醇饮肥厚，炙煿过用，以致热壅大腑，逆于经络，湿热不宣，此伤血分，治宜清胃。”理似通畅，但反映到临床上，是不是醇饮肥厚、炙煿过用引起的热壅大腑都为伤及血分而用生地黄一类凉血药呢？因为临证所见，醇饮肥厚、炙煿过用所致胃火病证，多见舌苔厚腻者，而生地黄多不利于舌苔厚腻的消退。是不是取用清胃散方时常规都需要选用生地黄呢？

考李东垣立清胃散方，主治“因服补胃热药而致上下牙痛不可忍者”。常用补胃热药，如人参、黄芪、桂枝、干姜、肉桂等，在助热的同时，又有伤阴动血的作用。实际上，此时的热，往往实火、虚火并见，治疗也需黄连、生地黄并用。笔者曾用黄芪建中汤合理中汤加减治疗一“胃寒”患者，由于温热药久用、过用，致患者牙痛数月不解，后他医以增液汤加知母治疗而愈。细思该患者牙痛即为过服补胃热药伤及阳明之阴而致虚火上炎引起。如果壅补，在燥伤阴液的同时也会出现实热内生上炎。这样分析下来，李东垣在方中使用生地黄，其作用在于养阴凉血清虚火（同时配以牡丹皮），原方清胃散证中有“内伤”所致的“阴虚血热”。

这样分析下来，我们在临床中使用清胃散方时，如果病证中没有出现“阴虚血热”，是不需要使用生地黄的。

（四）

关于当归。

方中使用当归，历代注家多从“和血”理解。但对于临床用方者来说，必须明白什么时候需要“和

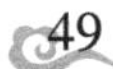

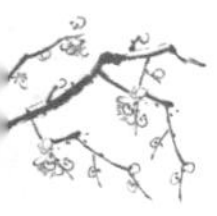

血”，什么时候不需要“和血”。毕竟，并不是所有治疗胃热的方中都需要“和血”的。王好古在《汤液本草》中引“东垣先生《用药心法》”中有如下记录：“如和血，须用当归。凡血受病者，皆宜用当归也。”用“和血”一法的前提是“血受病”，也就是说，血不受病就不需要“和血”。反映到清胃散方证中，如果没有出现热伤阴血的病机，不但不需要使用生地黄以及牡丹皮，当归也没有必要使用。

当然，有临床者以当归之温作为方中之反佐使用，未尝不可。只是东垣原方中当归确实是用来治疗“血受病”的。

（五）

关于升麻。

方中所用升麻，历代医家多从升清散热作解，其理可通。但笔者认为，升麻在原方中作用有三，依其主次分别为引经、升清、散热。

李东垣继承其老师张元素的“引经报使”理论，在临证组方中特别注重药物的归经和引经作用。王好古在《汤液本草》中引用“东垣报使”中提到“阳明：白芷、升麻，下石膏。”歌曰：“阳明大肠兼足胃，葛根白芷升麻当。”升麻是“阳明经本经药”，是治疗阳明病常用的引经药。在清胃散方中，升麻的最主要作用当是引经，引清心之黄连、益肾之生地黄入阳明。

那么，既然升麻为引经药，为什么在方中剂量相对偏大呢？这基于其第二个作用，升清。方中君药为苦寒之黄连，“味厚气薄，阴中阳也”。配以“味薄气厚，阳中阴也”的升麻，降中有升，使胃热清，升降复，病证自愈。当然，原方主治病证的主症是牙痛，属上焦病症，这也是选用升麻升清的原因之一。

至于散热作用，并不主要，因方中主治之胃热为内生而非外感。

（六）

结语：通过上述分析，我们可以这样认为，清胃散方中的核心药物为黄连配以升麻。如“血受病”，可随证加以生地黄、丹皮、当归等药。张璐在《张氏医通》中的一句话颇值玩味：“犀角地黄汤专以散瘀为主，故用犀、芍；此（清胃散）则开提胃热，故用升、连。”

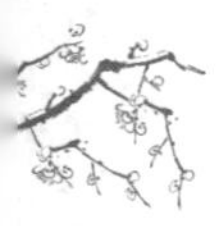

知柏滋肾，肉桂通关

——通关丸漫谈

（一）

生命的存在，有赖于气机的升降出入；机体的健康，有赖于正常的升降出入。《素问·六微旨大论》中有一段经典的论述："出入废则神机化灭，升降息则气立孤危。故非出入，则无以生长壮老已；非升降，则无以生长化收藏。是以升降出入，无器不有。"

大小便的通利与否，既是人体气机升降出入正常与否的重要标志，也是影响气机升降出入的重要因素。《内经》中的治疗主导思想是"治病必求其本"，但在《素问·标本病传论》中明确指出："小大不利治其标，小大利治其本……先小大不利而后生病者治其本。"小大，即小便、大便。王好古在《汤液本草》中引《东垣先生药类法象》内容，其中提到："凡治病者，必先治其本，后治其标……若有中满，无问标本，先治中满，谓其急也。若中满后有大小便不利，亦无问标本，先利大小便，次治中满，谓尤急也。除大小便不利及中满三者之外，皆治其本，不可不慎也。"

小便不利、闭塞，常法治疗当为淡渗通利，即利小便。读《儒门事亲》可知金元医家张子和对本症的常用治法："夫大人小儿，病沙石淋，及五种淋沥闭癃，并脐腹痛，益元散主之，以长流水调下。八正散、石苇散依方服用。此三药皆可加减服之。""夫小儿大小便不通利者，《内经》曰：三焦约也。约者，不行也。可用长流水煎八正散，时时灌之，候大小便利即止也。"

（二）

读《兰室秘藏》，见李东垣有"小便淋闭论"："《难经》云：病有关有格，关则不得小便。又云：关无出之谓，皆邪热为病也。分在气在血而治之，以渴与不渴而辨之。如渴而小便不利者，是热在上焦肺之分，故渴而小便不利也。夫小便者，是足太阳膀胱经所主也，长生于申，申者，西方金也，肺合生水，若肺中有热，不能生水，是绝其水之源。《经》云：虚则补其母。宜清肺而滋其化源也。故当从肺之分，助其秋令，水自生焉。又如雨、如露、如霜，皆从天而降下也，乃阳中之阴，明秋气自天而降下也。且药有气之薄者，乃阳中之阴，是感秋清肃杀之气而生，可以补肺之不足，淡味渗泄之药是也。茯苓、泽泻、琥珀、灯心、通草、车前子、木通、瞿麦、萹蓄之类，以清肺之气，泻其火，资水之上源也。如不渴而小便不通者，热在下焦血分，故不渴而大燥，小便不通也。热闭于下焦者，肾也，膀胱也，乃阴中之阴，阴受热邪，闭塞其流。易上老云：寒在胸中，遏绝不入；热在下焦，填塞不

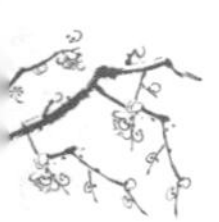

便。须用感北方寒水之化，气味俱阴之药，以除其热，泄其闭塞。《内经》云：无阳则阴无以生，无阴则阳无以化。若服淡渗之药，其性乃阳中之阴，非纯阳之剂，阳无以化，何能补重阴之不足也？须用感地之水运而生太苦之味，感天之寒药而生大寒之气，此气味俱阴，乃阴中之阴也。大寒之气，人禀之生膀胱；寒水之运，人感之生肾。此药能补肾与膀胱，受阳中之阳，热火之邪，而闭其下焦，使小便不通也。夫用大苦寒之药，治法当寒因热用。又云：必伏其所主，而先其所因。其始则气同，其终则气异也。"

论中对"小便淋闭"的治疗一分为二，热在上焦淡渗利小便，热在下焦苦寒清肾热。

论中所谓《难经》云，指《难经》第三难："三难曰：脉有太过，有不及，有阴阳相乘，有覆有溢，有关有格，何谓也？然：……遂上鱼为溢，为外关内格，此阴乘之脉也……遂入尺为覆，为内关外格，此阳乘之脉也……"

东垣著作中所引用经文，往往并非原文，而是经过作者解读后的改编条文。《难经》中"有关有格"原指脉象，关、格是为解读脉象而设，关是指阳气被关被闭，格是指阴气被格被阻。东垣在此处移用作说明病证及病机。即不得小便为关，关为阳气闭郁，热邪为病。进一步指出，热邪为病者有在上焦、下焦之分，辨证以渴与不渴为着眼点。热邪壅闭，下行不畅，为有春夏而无秋冬，故治以行秋冬之令者，在上焦治肺金，在下焦治肾水。

（三）

《兰室秘藏》“小便淋闭论”下共出四方。

第一方是通关丸：“通关丸（一名滋肾丸），治不渴而小便闭，热在下焦血分也。黄柏（去皮，锉，酒洗，焙）、知母（锉，酒洗，焙干）以上各一两，肉桂五分。右为细末，熟水为丸，如梧桐子大，每服一百丸，空心，白汤下，顿两足，令药易下行故也。如小便利，前阴中如刀刺痛，当有恶物下为验。”

除通关丸外，第二方是清肺饮子，“治渴而小便闭涩不利，邪热在上焦气分”，所用药物即为论中所提及的“淡味渗泄之药”，方后又云：“或《局方》八正散、五苓散，亦宜服之。”

第三方是导气除燥汤，“治小便闭塞不通，乃血涩至气不通而窍涩也。”从方药组成看，既有治下焦血分之知母、黄柏，又有治上焦气分之茯苓、滑石、泽泻，可谓上下同病，二证相兼者。

第四方是肾疸汤，“治肾疸，目黄，甚至浑身黄，小便赤涩”。可以视作淋闭之变证。

（四）

知母、黄柏，后世常用作泻肾经虚火之对药。《汤液本草》谓：“黄柏，气寒，味苦。苦厚微辛，阴中之阳，降也。无毒。足太阳经引经药，足少阴经之剂……《珍》云：泻膀胱之热，利下窍。《心》云：太阳经引经药，泻膀胱经火，补本经及肾不足……”“知

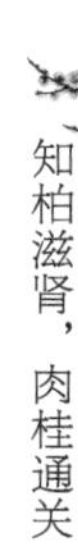

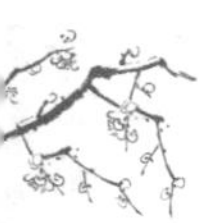

母，气寒，味大辛。苦寒，味厚，阴也，降也。苦，阴中之微阳。无毒。入足阳明经，手太阴、肾经本药。《象》云：泻足阳明经火热，补益肾水膀胱之寒。去皮用。”近代医家张锡纯在《医学衷中参西录》“知母解”中指出：“……入肺以润肺金之燥，而肺为肾之上源，伍以黄柏兼能滋肾（二药少加肉桂向导，名滋肾丸），治阴虚不能化阳，小便不利。”

肉桂，《汤液本草》谓：“气温，味甘辛，有小毒。入手少阴经，桂枝入足太阳经……汤液发汗用桂枝，补肾用肉桂。小柴胡止云加桂何也？《药象》谓肉桂大辛，补下焦热火不足，治沉寒痼冷，及治表虚自汗。”《医学衷中参西录》“肉桂解”：“肉桂味辛而甘，气香而窜，性大热纯阳……《本经》谓其为诸药之先聘通使，盖因其香窜之气内而脏腑筋骨，外而经络腠理，倏忽之间莫不周遍，故诸药不能透达之处，有肉桂引之，则莫不透达也。”

近代医家李畴人在《医方概要》中对本方作了平实直白的方解：“知母、黄柏苦寒，泻下焦相火而平虚热，少用肉桂通阳化气，则肾阳振动，膀胱气化得力，使知、柏纯阴不至呆滞。乃滋肾在知、柏，通关在肉桂。治阴虚阳结气闭而小便不通之症，与湿热秘结、肺脾之气不化者，未可同语。”

近代医家冉雪峰对本方特别推崇：“查此方两清肺肾之热，而佐肉桂化气，本末兼赅，体用悉备。”“东垣乃温补派，其所立方，多实脾升阳，而此方侧重益阴，且泻热以为益阴之本，以泻为滋，以滋为通，透

过一层，不意温补派乃有此境界。”（见《冉雪峰医著全集》中《冉氏方剂学》）

无意中想到了干姜、细辛、五味子，所谓“姜辛味”。通关丸治疗下焦热壅而下窍不利，故用知母、黄柏清化壅热，佐肉桂化气利窍；“姜辛味”治疗上焦饮停而肺气上逆，故用干姜、细辛温化寒饮，佐五味子敛气止逆。通关丸治肾兼治肺，“姜辛味”治肺兼治肾。上下对等互勘，必有一番体会。

在经方中，“姜辛味”可以与麻黄汤、桂枝汤、小柴胡汤、真武汤等方合用，笔者临证也常与二陈汤、四君子汤、平胃散等时方合用。那么，通关丸可不可以与他方合用呢？答案是肯定的。李东垣所制“导气除燥汤”即为我们示例了通关丸的加减应用。方理既明，活法在人。

（五）

在李东垣《医学发明》（节本）中载有一案：“予昔寓长安，有王善夫病小便不通，渐成中满，腹大坚硬如石，壅塞之极，脚腿坚胀破裂出黄水，双睛凸出，昼夜不得眠，饮食不下，痛苦不可名状。其亲戚辈求治。病人始病不渴，近添呕哕，所服治中满、利小便之药甚多。细思《素问》云：无阳者，阴无以生；无阴者，阳无以化。膀胱，津液之府，气化乃能出矣。此病小便癃闭，是无阴，阳气不化者也。凡利小便之药，皆淡味渗泄为阳，止是气药，谓禀西方燥金之化，自天降地，是阳中之阴，非北方寒水，阴中之阴所能化

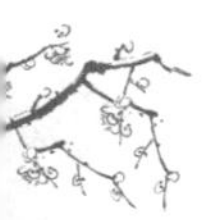

者也。此盖奉养太过，膏粱积热，损北方之阴，肾水不足。膀胱，肾之室，久而干涸，小便不化，火又逆上而为呕哕，非膈上所生也，独为关，非格病也。洁古曰：热在下焦，填塞不便，是治关格之法。今病者，内关外格之证悉具，死在旦夕，但治下焦乃可愈。遂处以禀北方之寒水所化之大苦寒气味者：黄柏、知母各二两，酒洗之，以肉桂为之引用，所谓寒因热用者也。同为极细末，煎熟水为丸，如桐子大，焙干。空腹令以沸汤下二百丸。少时来报，药服须臾，如刀刺前阴火烧之痛，溺如瀑泉涌出，卧具尽湿，床下成流。顾盼之间，肿胀消散，故因记之”。

小便不通，以致腹大坚硬而腿脚胀裂出水，生命危在旦夕，病症不可谓不急。急则治其标，当速通小便。但如何通？必究小便不通之因，所谓治病必求其本。本案中，热壅下焦，小便不化为小便不通之因，故治以通关丸清热通关。热壅得解，气化得行，不利小便而小便自利，较前医利小便自是高出一层。冉雪峰所谓“透过一层”盖即此意。

诸医但知急则治标，更需知治标亦当求本。

（六）

读《冉雪峰医著全集》，见载有一案：“万县夏某之爱人，分娩后小便不利，秘涩若淋状，助产士为之导尿，惟屡导屡胀，不导即无小便，状若癃闭。所导小便中，时杂血液，自觉小腹坠胀，内中消息停顿，服药不效，时未弥月即来我处就诊。脉弱而数、舌绛津少，烦扰不安。予思此证膀胱气滞不化，类似胞系了戾。但彼在胎前，此在产后，彼为虚中夹实，此为实中夹虚。所以然者，产后空虚，客邪乘之。查阅前所服方药，为肾气丸加减，肾气丸鼓荡肾气，以补为通，虽似相宜，但能化气而不能消炎，未尽合拍。且秘涩若淋，脉带数象，桂附似当慎投。拟方：

当归、白芍各四钱，黄柏、知母各三钱，升麻一钱五分，苏条桂五分（研末冲服）。

二剂，少腹坠闷若缓，但仍须导尿。

复诊，原方加青木香、蒲黄各三钱，又二剂，少腹渐舒，曾自小便一次。量虽少，但启闭有节。因劝其可忍耐则忍耐之，停止管导，俾气机转动，得以恢复，病可向愈。改方为：

当归、白芍各三钱，黄柏、知母各三钱，苏条桂四分。

以上同煎，许氏琥珀散八分，用前药汁吞服。越后三日，小便渐次畅利，一星期，已无不舒感觉，与常人无异。（方中琥珀散出许国桢《御药院方》，为琥珀、蒲黄、海金砂、没药四味等分制散）。"

本案较经典案例似嫌冗长杂乱，但真实的临床的确如此。随着医学的发展，借助导尿术可以辅助排尿，不至发展至腿脚肿胀溢水。但导尿术只能解决小便不通之结果，不能解决小便不通之原因。中医从本论治，四诊合参，阴血虚而下焦热，故以归、芍养阴血，通关丸清热通关。所加他药不外行气机，复升降，利水窍。

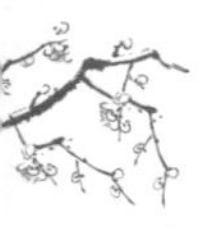

从本案中，也能体会到肾气丸与通关丸在治疗虚实并见之小便不通时的个中差别。

（七）

罗天益在《卫生宝鉴》中把滋肾丸（即通关丸）列于“泻热门”中，且治“下焦热”：“治下焦阴虚，脚膝软而无力，阴汗阴痿，足热不能履地，不渴而小便闭。”“《内经》曰：热者寒之。又云：肾恶燥，急食辛以润之。黄柏之苦辛寒，泻热补水润燥为君；知母苦寒，以泻肾火为佐；肉桂辛热，寒因热用也。”

姑且不论黄柏是否味辛，是否有辛润之能。单就本方主治，我们可以发现罗天益在此处已经扩大了通关丸的使用范围。尽管也提到“不渴而小便闭”，但主治症已由小便闭转而扩大至脚膝软而无力，阴汗阴痿、足热等病症。

后世对本方主治的认识，多综合李东垣、罗天益两人之认识。如清代医家张璐在《张氏医通》中记载：“滋肾丸，治阴虚大渴，小便涩痛，热起足心。大补丸十分，加知母七分，肉桂一分，滴水为丸，食前沸汤下七八十丸。凡热在足心，直冲股内而入腹者，谓之阴火，起于涌泉之下，虽热而不发渴，为热在膀胱，此方主之”。（大补丸加一味黄柏蜜丸）。

《名医类案·卷八》载一案：“东垣治一人，壮年，病腰膝痿弱，脐下尻臀皆冷，阴汗臊臭，精滑不固。或以鹿茸丸治，不效。李诊之，脉沉数而有力，即以滋肾丸治之，以寒因热用，引入下焦，适其病所，泻命门相火之胜，再服而愈。”

可供参考。

（八）

陈修园在《时方歌括》中说通关丸“原方为肺痿声嘶，喉痹咳血、烦躁而设，东垣借用以治癃闭喘胀。”不知本于何处，但所提到的主治可供参考。书中有引用罗东逸的一段方解：“此丸为肾家水竭火炎而设。夫水竭而肾涸，肾涸则下泉不钟，而阳盛于上，斯喉痹痰结烦躁之症作；火炎则金伤，金伤则上源不泽，无以蒸煦布沤，斯声嘶咳血焦痿之症生。此时以六味补水，水不能遽生也；以生脉保金，金不免犹燥也。唯急用黄柏之苦以坚肾，则能伏龙家之沸火，是谓浚其源而安其流；继用知母之清以凉肺，则能全破伤之燥金，是谓沛之雨而腾之露。然恐水火之不相入而相射也，故益之以肉桂之反佐为用，兼以导龙归海，于是坎盈窞而流渐长矣，此滋肾之旨也。”

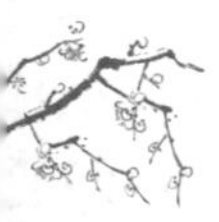

气血各有所归，痛自去矣

——复元活血汤漫谈

（一）

从一则病案说起。

杜某，女，62岁。2009年11月28日初诊。

患“类风湿性关节炎”20余年，多方治疗，效果欠佳。诊见：双手近端指关节肿痛变形，晨僵较甚，周身多处关节疼痛。伴见面白体瘦，乏力气短，纳少便干。

舌质暗红，苔心薄腻，脉弦数。

证属气血亏虚，瘀滞络阻。先予通下邪实为治。

处方：柴胡9g，当归12g，天花粉12g，酒大黄（后下）9g，桃仁12g，红花9g，鸡内金12g，炮山甲9g，桂枝6g，炙甘草3g。5剂，水煎服。

2009年12月3日二诊：药后大便变软，日行2次，关节疼痛、晨僵有所减轻。上方加生黄芪15g，7剂，水煎服。

上方渐减祛邪药，渐加补益气血之品，治疗3月余，关节疼痛基本控制，生活质量大为改观。

或问什么方？

复元活血汤加减。

可以用桃核承气汤加减吗？

两方有什么区别？

（二）

关于复元活血汤的出处和主治。

复元活血汤出自李东垣之手，但《内外伤辨惑论》、《脾胃论》、《兰室秘藏》三书中俱未载该方。《医学发明》也是李东垣的一部重要著作，砚坚在序中指出："先生潜心医学积有年矣，可传于世者殆非一书，会众流而归源，实不外此编。"复元活血汤见于《医学发明》残本的目录中，而具体内容不得见。复元活血汤的组成、主治、方解，见于《医学发明》节本中，在节本中名"伤元活血汤"。

《医学发明》（节本）："伤元活血汤：治从高坠下，恶血留于胁下及疼痛不可忍。柴胡半两，瓜蒌根、当归各三钱，红花、甘草、穿山甲（炮）各二钱，大黄（酒浸）一两，桃仁（酒浸，去皮尖，研如泥）五十个。右件除桃仁外，锉如麻豆大，每服一两，水一盏半，酒半盏，同煮至七分，去滓，大温服之，食前，以利为度，得利痛减不尽服。"

从这段文字中，我们似乎可以读到：复元活血汤主治外伤瘀阻所致的胁痛。

但该方前面有一小标题：中风同从高坠下（残本目录中为"中风同堕坠论"）。标题之下有一段理论性文字："夫从高坠下，恶血留于内，不分十二经络。夫

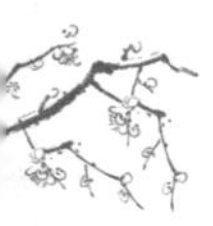

圣人俱作风中肝经，留于胁下，以中风疗之。血者，皆肝之所主，恶血必归于肝，不问何经之伤，必留于胁下，盖肝主血故也。痛甚，则必有血汗。但人有汗出，皆为风证……”

这段文字中，“胁下”似乎并不是我们通常所理解的胸之下、“心下”两侧之“胁下”，而是“肝经”的代名词。恶血留于胁下，是指恶血留于肝之经络。从高坠下，恶血留于十二经络，也就是说，可留于任何部位。而血为肝所主，都可看作恶血留于肝之经络。这样理解，可以认为复元活血汤可以治疗外伤所致的任一部位的疼痛。

（三）

关于复元活血汤证的病机。

为什么说“中风同从高坠下”？

“圣人俱作风中肝经”如何理解？

李东垣立论，必有所本，主要本于《黄帝内经》。

《灵枢·贼风第五十八》：“黄帝曰：夫子言贼风邪气之伤人也，令人病焉，今有其不离屏蔽，不出室穴之中，卒然病者，非必离贼风邪气，其故何也？岐伯曰：此皆尝有所伤，于湿气藏于血脉之中，分肉之间，久留而不去；若有所堕坠，恶血在内而不去……其有热则汗出，汗出则受风，虽不遇贼风邪气，必有因加而发焉。”这段经文提示，外伤瘀阻，因有里热或瘀阻化热，汗出受风，可表现为“中风”。因此，东垣在文中提到“圣人俱作风中肝经”。

从这段经文中也可以看出，这种类似于“中风”的外伤，其病机的关键点在于瘀阻、内热，或有受风。

（四）

复元活血汤方解。

方下有一段方解：“《黄帝针经》云：‘有所堕坠，恶血留内，若有所大怒，气上而不行，下胁则伤肝。’肝胆之经俱行于胁下，经属厥阴、少阳，宜以柴胡为引用为君。以当归和血脉。又急者，痛也。甘草缓其急亦能生新血，阳生阴长故也，为臣。穿山甲、栝楼根、桃仁、红花，破血润血为之佐。大黄酒制，以荡涤败血为之使。气味和合，气血各有所归，痛自去矣。”

上段经文引自《灵枢·邪气脏腑病形第四》。方中以柴胡为君，后世医家多有不同意见。如清代医家费伯雄在《医方论》中指出：“治跌仆损伤之法，破瘀第一，行气次之，活血生新又次之。”柴胡显然非破瘀之品。

《汤液本草》：“柴胡气平，味微苦，微寒，气味俱轻，阳也，升也。纯阳无毒。少阳经、厥阴经行经之药。”“东垣云……能引胃气上行升腾，而行春令是也。”有没有这么一种可能：之所以以柴胡为君，重在强调柴胡在本方中的重要性。病在厥阴、少阳，且恶血留滞不行，少阳无法升达，即春升之令不行。柴胡一方面引经于少阳经、厥阴经，更重要的是行春升之令。春升之令一行，则旧去新生，痛去元复。

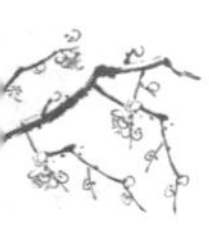

《汤液本草》:“当归气温，味辛甘而大温，气味俱轻，阳也。”“《心》云：治血通用，能除血刺痛。”“甘草气平，味甘，阳也。”“和诸药相协而不争，性缓善解诸急，故名国老。”可见，以当归、甘草为臣，重在治痛，针对“疼痛不可忍”而设。当然，两药俱甘，有生新之意。

佐药中，桃仁、红花活血化瘀，为治瘀常例。天花粉“气寒，味苦，味厚，阴也……通月水，消肿毒瘀血及热狂。”(《汤液本草》) 针对瘀热而设。穿山甲通经络，达病所，特殊之处在于善通络中之气，与活血药相伍，流通经络气血。

方中大黄，“主下瘀血”。很多学者认为大黄当为君药，至少作为使药是不恰当的。大黄主入阳明经，“荡涤肠胃，推陈致新”是其主要功能。本方所治病证在少阳经、厥阴经，之所以使用大黄，意欲假肠胃之道以下瘀血，作为使药似乎也无不可。且大黄“气寒，味苦大寒，味极厚，阴也，降也。”(《汤液本草》) 与少阳春升截然相背，属从权而用，得利即止。从治病求本考虑，李东垣是不会以大黄为君药的。

(五)

复元活血汤与桃核承气汤的区别。

学习《伤寒论》，明白桃核承气汤治疗“其人如狂”、“少腹急结”之太阳蓄血证。

曾读当代医家门纯德的《名方广用》，见其广用桃核承气汤治疗狂躁型精神病、龋齿牙痛、头痛、闭经与倒经、皮肤病等，并谓：“此方不仅是治疗下焦蓄血证的主方，临床还可用于多种疾病，尤其是稍事加减，对于治疗上部及皮肤等血热瘀阻经脉的病证，效果都比较满意，且易于掌握。临证应用时，关键在于抓住‘瘀’、‘热’这两个辨证要点。人体不论哪一个器官和部位，凡因瘀热互结造成的气血运行受阻、脏腑机能失常，均可用此方活血化瘀、清热泻实以治疗。”

复元活血汤治疗瘀热，桃核承气汤治疗瘀热，且两方主治病证部位都不仅仅限于胁下或少腹，临证如何取舍？难道仅仅是有无外伤么？何况桃核承气汤也可治疗外伤瘀阻病证，复元活血汤也可活用治疗非外伤的瘀阻病证。

读王好古的《医垒元戎》，见有如下论述：“若登高坠下，重物撞打，箭镞刀伤，心腹胸中停积瘀血不散，以上中下三焦分之，别其部分，以易老犀角地黄汤、桃仁承气汤、抵当丸之类下之。”在“蓄血例”中，治蓄血上焦，用活人犀角地黄汤，“易老云此药为最胜”；治蓄血中焦，用仲景桃仁承气汤，“易老用此独治中焦，以其内有调胃承气之汤。”易老的这些用方心得，李东垣也应该是知道的，为什么又要别出心裁创制复元活血汤呢？

反复体会《医垒元戎》和《医学发明》两书中的论述，恍然明白，桃核承气汤治疗瘀阻在脏腑，复元活血汤治疗瘀阻在经络。桃核承气汤治疗脏腑瘀滞，依重调胃承气汤泻腑实；复元活血汤治疗经络瘀阻，依重柴胡走经络。

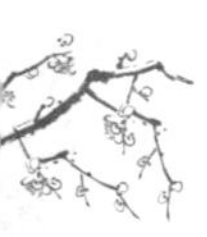

治疗外伤瘀阻，李东垣在其老师的基础上向前迈了一步。

可以认为，复元活血汤是在桃核承气汤的基础上加减而成的。

桃核承气汤去桂枝、芒硝，加柴胡、当归、红花、瓜蒌根、穿山甲，即成复元活血汤。

两方都用了“主瘀血血闭”之桃仁和“主下瘀血”之大黄。两药相伍，有攻下瘀热之功。《长沙方歌括》中说：“桃得阳春之生气，其仁微苦而涌泄，为行血之缓药，得大黄以推陈致新。”

在用桃仁、大黄的基础上，助以芒硝或当归、红花、瓜蒌根，也为针对瘀热而设，只是有走腑、走经之别。

穿山甲专为走络而设。

两方组方的最大不同在于一用桂枝，一用柴胡。

也就是说，李东垣有意去桂枝，易柴胡。

理论上讲，桂枝入手少阴经、足太阳经，柴胡入少阳经、厥阴经，两药归经不同。桃核承气汤治疗太阳蓄血证，复元活血汤治疗少阳、厥阴瘀滞证，太阳、少阳不同，不难区别。

但，临证时，我们往往扩大了两方的使用范围，也不局限于太阳、少阳，且通常随证加减。在组方时，我们该如何取舍桂枝和柴胡呢？

其实，对一个临床医生来说，组方时，在活血化瘀方中使用桂枝，通常取其温通血脉之功；使用柴胡，通常取其疏肝调气之功。同时结合其归经，自也较易取舍。另外，还需要考虑桂枝有降气逆之功，柴胡有升清阳之用。

（六）

分析文中开头的病案，患者病久体虚，理应进补。但主症为疼痛，舌象提示瘀滞不畅，脉象仍显邪实，于是首诊以流通气血为治。瘀滞偏重经络，故选用复元活血汤，活血通络中兼以导下。尽管方中使用了桂枝，似有桃核承气汤意，但加用桂枝取其温通血脉之力，并不取桃核承气汤通腑逐瘀之用。

首诊取效，二诊加黄芪益气，以助血行。随着气血的流通、邪滞的减少，正虚逐步成为主要矛盾，于是祛邪药渐减，扶正药渐增。慢性久病，收功总需扶正之品。

尝读金元医家张子和的《儒门事亲》，见其治痹独具特色："夫大人小儿，风寒湿三气，合而为痹，及手足麻木不仁者，可用郁金散吐之。吐讫，以导水丸、通经散泄之。泄讫，以辛温之剂发散汗出，则可服用当归、芍药、乳、没行经和血等药。"

乍读这段文字，有如梦呓。反复品读，确从临床中来，不由啧啧叹服。

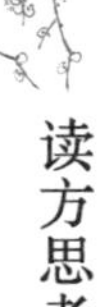

血虚以黄芪补之

——当归补血汤漫谈

（一）

当归补血汤，总也无法参透。

方名为“当归补血”，为何重用黄芪？

尽管前人说“阳生阴长”、“血脱益气”，但总觉隔了那么一层，不能彻底明白。

如果重在“阳生”，重在“益气”，那方名写成“黄芪补血汤”不是更合适吗？

重读李东垣著作，仍是一头雾水。

（二）

当归补血汤出自《内外伤辨惑论·卷中》：“当归补血汤：治肌热，燥热，困渴引饮，目赤面红，昼夜不息。其脉洪大而虚，重按全无。《内经》曰：脉虚血虚。又云：血虚发热。证象白虎，惟脉不长实为辨耳，误服白虎汤必死。此病得之于饥困劳役。黄芪一两，当归（酒洗）二钱。右件㕮咀，都作一服，水二盏，煎至一盏，去渣，温服，空心食前。”

本方也见于《兰室秘藏》“杂病门”和《东垣试效

方》“烦躁发热门”，文字稍有出入，内容基本相同。

（三）

东垣立论，必有所本，多本于《内经》、《难经》。

论中《内经》引文出自《素问·刺志论第五十三》。原文：“黄帝问曰：愿闻虚实之要。岐伯对曰：气实形实，气虚形虚，此其常也，反此者病。谷盛气盛，谷虚气虚，此其常也，反此者病。脉实血实，脉虚血虚，此其常也，反此者病。帝曰：如何而反？岐伯曰：气虚身热，此谓反也。谷入多而气少，此谓反也。脉盛血少，此谓反也。脉小血多，此谓反也。气盛身寒，得之伤寒。气虚身热，得之伤暑。谷入多而气少者，得之有所脱血，湿居下也。谷入少而气多者，邪在胃及与肺也。脉小血多者，饮中热也。脉大血少者，脉有风气，水浆不入，此之谓也。夫实者，气入也。虚者，气出也。气实者，热也。气虚者，寒也……”

结合这段引文，我们也不容易明白李东垣论中本意。

读东垣原文，很容易误解为脉虚则血虚，血虚则发热。但《内经》原文明言“脉虚血虚”为常，反此才为病。《内经》原文为“气虚身热”，而东垣引文为“血虚发热”。

还有，当归补血汤出自《内外伤辨惑论》中“暑伤胃气论”之下，而《内经》原文提到“气虚身热，得之伤暑。”难道当归补血汤所治为暑伤气之气虚发热？那为什么方名叫“补血”呢？

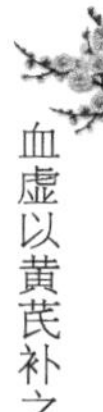

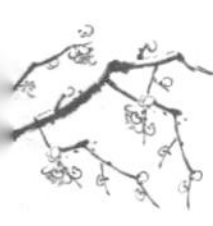

对比原书中当归补血汤与补中益气汤两方的主治，我们能发现非常相似，都有身热而烦，都是脉洪大。而两方组成完全不同，尤其是在用量上。补中益气汤方中黄芪最多用一钱，当归补血汤方中黄芪用一两。后学者如何在临床上把握两方的使用方证呢？

当然，有学者会认为当归补血汤主治为大失血后发热，但李东垣原书中并没有提及失血，这只是后人补充的一种用法。

（四）

值得注意的是，《兰室秘藏》“劳倦所伤论”中载有黄芪当归汤一方：“黄芪当归汤：治热上攻头目，沿身胸背发热。当归身一钱（酒洗），黄芪五钱。右㕮咀，作一服，水二大盏，煎至一盏，食前热服。”

本方主治有热，但热不甚，较当归补血汤类白虎汤证的发热明显为轻。

本方药物组成与当归补血汤完全相同，只是剂量为当归补血汤的二分之一，当归与黄芪之比仍为一比五，服用方法也相同。

而方名不同。本方方名中黄芪在前，且并未提及补血。

（五）

解读李东垣《内外伤辨惑论》“卷中”，有几个关键词：内伤，气虚，阴火，升降失常。

当归补血汤证得之于“饥困劳役”，为内伤无疑。

而在李东垣学说理论体系中，饥困劳役所伤为脾胃。脾胃虚损直接导致气虚，即“元气不足”。气虚之后又可导致阴火内生，即“火与元气不能两立，一胜则一负。”

而主治中肌热、燥热、渴饮、目赤、面红，一派阴火征象。脉洪大亦为阴火内盛之脉。脉虚，重按全无，为气虚之脉。论中所有脉、症都可用气虚阴火作解，为何提及血虚？如何辨出血虚？

补中益气汤出自“饮食劳倦论”下，四季中对应春升；当归补血汤出自“暑伤胃气论”下，四季中对应夏浮。两方对比，或许能进一步明白当归补血汤方。

两方所治证都有气虚、阴火。补中益气汤证中“阴火”产生的机理是“血并于阳，气并于阴”，“上焦不行，下脘不通”，即在气虚的基础上，阳气不能升浮外达，导致气偏胜于里，血偏胜于表，气机郁滞而化生阴火。那么，有没有这种可能：当归补血汤证中“阴火”产生的机理是“气并于阳，血并于阴”？“并”作偏胜解，“阴”、“阳”作表、里解。也就是说，在气虚的基础上（加上暑热之外因），阳气浮散太过，相对来讲，在表之气偏胜于血，即在表偏于血虚。

“血虚发热”，“当归补血”，难道是由此而来？

如此分析，阴火因于血虚，本质上仍是气虚，故用大剂黄芪补气为主，佐以当归养血和血。

李东垣在《脾胃论》中提到这么一句话：“仲景之法，血虚以人参补之，阳旺则能生阴血也，更加当归和血……”在本方中似可这样说：“东垣之法，血虚以

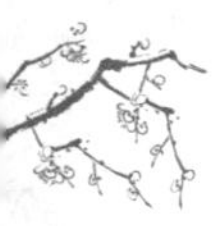

黄芪补之，阳旺则能生阴血也，更加当归和血。”

从药物组成看，当归补血汤可看作补中益气汤的减味方。相对来讲，当归补血汤的病位在表，且阴火的形成主要因于气虚而无明显脾胃升降枢纽障碍表现，故在补中益气汤基础上去掉了补中气之人参、白术、炙甘草和复升降之升麻、柴胡、陈皮。在取用黄芪、当归的同时，使用了较大剂量，盖因于阳气浮散，阴火又盛，加之暑热耗气，非重用不足以实卫，不足以救急，在东垣用药心法中当属从权、暂用之法。

同为治疗暑热伤人之气虚发热，清暑益气汤与当归补血汤两方证的主要区别在于，前者有湿热内滞和升降失常，而后者没有。

近代医家冉雪峰在《冉氏方剂学》中对本方的解读可供体会：“……其病理总缘阴阳不相顺接，气血不能融贯，故作上下暌隔，虚实相乘诸现象。此证并非虚寒之气虚，果尔，宜用济生之芪附汤。亦非下焦虚寒之血虚，果尔，宜用圣济之当归附子汤。盖只是气弱不运，化机欲熄，因而鼓之舞之，增加氧化，唤起机能，俾打通隔阂，归于融洽。金匮有针引阳气，令脉和则愈之文，和则气血相含，归于融洽。可知黄芪五物汤，为引导阳气，此方亦是引导阳气。方名标出补血，却是补气，方名标出当归，却是侧重黄芪，此项分际，殊耐领略。徐灵胎谓此为补表血之方，犹其浅焉者也。”

（六）

清代医家陈修园对李东垣是极具偏见的。“尝考医论中载其人富而好名，巧行其术，邪说流传，至今不熄……”（见《长沙方歌括》）。但对李东垣所制的当归补血汤倍加推崇。

陈修园在《时方歌括》中说：“凡轻清之药，皆属气分；味甘之药，皆能补中。黄芪质轻而味微甘，故能补益。《神农本草经》以为主治大风，可知其性矣。此方主以当归之益血，倍用黄芪之轻清走表者为导，俾血虚发热郁于皮毛而不解者，仍以微汗泄之。故证象白虎，不再剂而热即如失也。元人未读《本经》，此方因善悟暗合，其效无比。究之天之仁爱斯民，特出此方，而假手于元人，非元人识力所可到也。”

认可其方而不认可其人，因此只能用“善悟暗合”这类词语。

尽管小量当归为主，大量黄芪为导之说不足以让人信服，但“血虚发热郁于皮毛而不解者，仍从微汗泄之”值得临证者品味。

清代医家张璐在《伤寒绪论》中说：“气虚则身寒，血虚则身热，故用当归调血为主。然方中反以黄芪五倍当归者，以血之肇始本乎营卫也。每见血虚发热，服发散之药则热转剧，得此则泱然自汗而热除者，以营卫和则热解，热解则水谷之津液，皆化为精血矣。”

两家之说均提到汗而热解，可互参。

在陈修园著作中，当归补血汤主要是用来治疗血

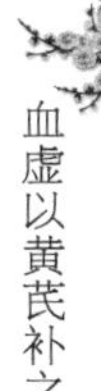

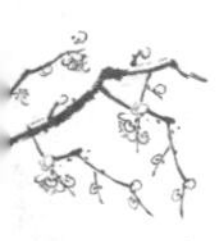

证的。

《时方妙用》:“妇人血崩……若脱血之顷，不省人事，大汗不止者，宜参附汤。贫者以当归补血汤加熟附子二三钱。”

《医学三字经·妇人经产杂病》:“血大下，补血汤。”自注:“胎，犹舟也。血，犹水也。水满则舟浮。血下太早，则干涸而胎阻矣，宜当归补血汤加附子三钱。欲气旺则血可速生，且欲气旺而推送有力，加附子者取其性急，加酒所以速芪、归之用也。”

血脱、血崩，急以大剂黄芪益气升提摄血，少佐当归和血补血，使血归其所归之所，确属对证良方。但这种用法已超越了李东垣制方本意，属方剂的拓展应用。

大气入于脏腑者，不病而卒死矣

——升陷汤漫谈

（一）

“大气入于脏腑者，不病而卒死矣。”语出《灵枢·五色》。近代医家张锡纯作解为：“以膈上之大气，入于膈下之脏腑，非下陷乎？大气既下陷，无气包举肺外以鼓动其翕辟之机，则呼吸顿停，所以不病而卒死也。”张氏基于“诚以医者以挽回人命，为孜孜当尽之天职，至遇难治之证，历试成方不效，不得不苦心经营，自拟治法。”在临证中发明大气下陷证，创立升陷汤方。

《医学衷中参西录》：“升陷汤：治胸中大气下陷，气短不足以息，或努力呼吸，有似乎喘；或气息将停，危在顷刻。其兼证，或寒热往来，或咽干作渴，或满闷怔忡，或神昏健忘，种种症状，诚难悉数。其脉象沉迟微弱，关前尤甚。其剧者，或六脉不全，或参伍不调。生箭芪六钱，知母三钱，柴胡一钱五分，桔梗一钱五分，升麻一钱。”

“气分虚极下陷者，酌加人参数钱，或再加山萸肉（去净核）数钱，以收敛气分之耗散，使升者不至复陷

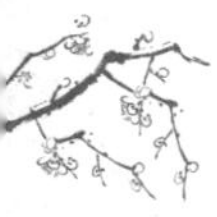

更佳。若大气下陷过甚，至少腹气坠，或更作疼者，宜将升麻改用钱半，或倍作两钱。”

“至随时活泼加减，尤在临证者之善变通耳。”

（二）

近治高某，男，65岁，体力劳动者。于2011年1月13日外出受寒后出现恶寒、发热、头身疼痛，自服“去痛片”2片，“新康泰克”1粒，“罗红霉素”4粒，当晚汗出、热退、痛止，但突发眩晕，不敢少动。至次日下午眩晕渐止，但气短不足以吸，胸闷、乏力，时有咳嗽。于2011年1月15日至其家中诊治。

诊见：面暗体瘦，语声无力，卧床懒动，动则气短，胸闷时咳，痰不多，脘腹无不适，知饥，进食尚可，大便少。无恶寒、发热，无明显汗出，头有昏沉感。口中和，不喜饮。舌质淡暗苍老，舌苔白，脉沉细缓。

既往有咳嗽宿疾。

综合起病、脉证，考虑过汗损伤胸中大气，辨证为大气下陷、肺气不利证。治以益气升陷，佐以通调肺气为法。方用升陷汤加减。肺气不利，且兼顾宿疾，加杏仁、陈皮；体弱无热，不用知母。

处方：生黄芪30g，桔梗9g，升麻6g，柴胡6g，炒杏仁12g，陈皮9g。4剂，水煎服。

上方服1剂则气短明显减轻。服4剂诸症俱失，恢复劳动。

本案诊后，突发奇想，如果李东垣遇到大气下陷证，该如何处方呢？果真如张锡纯所说“是以东垣于大气下陷证，亦多误认为中气下陷，故方中用白术以健补脾胃……”吗？

（三）

理论上讲，张锡纯所讲“大气”也属于李东垣所讲的“胃气”范畴。《脾胃论》：“真气又名元气，乃先身生之精气也，非胃气不能滋之。胃气者，谷气也，荣气也，运气也，生气也，清气也，卫气也，阳气也；又天气、人气、地气，乃三焦之气，分而言之则异，其实一也，不当作异名异论而观之。”

李东垣著书立说，始终在“发明脾胃之病，不可一例而推之，不可一途而取之，欲人知百病皆由脾胃衰而生也。”不可能会无视大气下陷病变。

但粗检李东垣著作，书中并未见类似大气下陷证的表述和相应方治。为什么？难道大气下陷证不属于李东垣所说的“所生受病者”，不属于“肺之脾胃虚”？

想到此，突然明白，答案应该是肯定的：不属于。至少不完全属于。

李东垣所说的“所生受病者”、“肺之脾胃虚”都是指病变由脾胃虚而生，由“内伤脾胃”而生，而张锡纯所说的“大气下陷证”并不是由“内伤脾胃”而生。

尽管《医学衷中参西录》中指出，大气下陷证外感、内伤皆可引起，但以内伤为多见。“大气下陷之

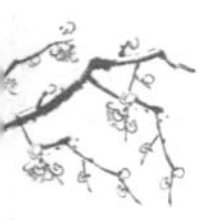

证，不必皆内伤也，外感证亦有之。”但此处内伤，并非内伤脾胃，或者说并非以内伤脾胃为主，而是内伤“胸中大气”，很多病例可以绝无脾胃不足见症。

也就是说，大气下陷证是在李东垣“内伤脾胃学说”视野之外。

正如上案，尽管患者素体脾胃并非强健，本次发病也与其体虚（气虚）不无关系。但诊治时，患者并没有相应脾胃病变症状，故绝不会想到用补中益气汤加减。

也许，升陷汤与补中益气汤两方证的主要区别即基于此理。

当然，从两方证中我们也能看到医学的传承与发展。

（四）

张锡纯作为一代大医，临证重视脾胃是其特色之一。所著《医学衷中参西录》中方剂篇内容，第一张方剂即为资生汤，取自“至哉坤元，万物资生”之意，主药为健运脾胃之于术、生山药、生鸡内金，“方中以此三味为不可挪移之品”。从金元至民国，张锡纯应该受李东垣学说影响至深。

从升陷汤的组方来看，方中“以黄芪为主者，因黄芪既善补气，又善升气……与胸中大气有同气相求之妙用。”“柴胡为少阳之药，能引大气下陷者自左上升。”“升麻为阳明之药，能引大气下陷者自右上升。”此三味用意与补中益气汤所用三味用意基本相同。应该说，升陷汤的组方思路来源于补中益气汤。所不同的是，升陷汤没有用人参、炙甘草、当归身、橘皮、白术，而是用了知母和桔梗。

根据《脾胃论》内容，笔者认为，李东垣是在五脏用药法“气短、小便利者，四君子汤中去茯苓，加黄芪以补之”的基础上，结合升降浮沉补泻用药法，加入行春升之令的升麻、柴胡，以及和血脉之当归、导气之橘皮，从而组成补中益气汤。也就是说，尽管补中益气汤中君药是黄芪，但是基础用方是四君子汤。补中益气汤和升陷汤方药组成上的根本区别在于是否使用了四君子汤。

很显然，四君子汤是治疗脾胃气虚之方。在两个方证中，补中益气汤证应该有明显的脾胃气虚证，而升陷汤证则不应该有明显的脾胃气虚证。如后者兼夹有脾胃气虚，当如张锡纯所说“酌加人参数钱”，甚者改用或合用补中益气汤加减。

至于升陷汤方中桔梗，因病位在胸，“桔梗为药中之舟楫，能载诸药之力上达胸中，故用之为向导也。”有如补中益气汤方中，因病位在脾胃，用橘皮流通脾胃之气。

升陷汤方中用知母，是基于黄芪“性稍热”，“故以知母之凉润者济之。”与补中益气汤方中“和血脉”之当归皆为佐用之品，皆在随证加减去取之中。

值得注意的是，脾胃为气血生化之源，包括胸中大气在内的人身诸气，皆来源于脾胃生化或有赖于脾胃生化的补养。如大气下陷是基于内因或外因的过度

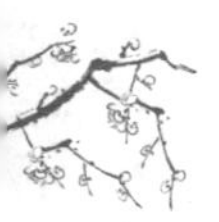

伤损，则补胸中大气佐以升陷即可瘥愈。倘大气下陷是基于日久生化补养不足，或有生化不足的因素在内，则治疗上必须重视脾胃生化，或益气升陷与健运脾胃同施，或先予益气升陷，继以健运脾胃。否则，取效容易，但难收全功。

细思升陷汤，以黄芪直补胸中大气为主，并未顾及大气不足和下陷之由。这种组方理念与传统四君子汤等方的组方理念有所不同，却与西医的“维生素疗法”似乎有所类同。或许，升陷汤也是“衷中参西”的产物？

用药于升降中求精妙

——普济消毒饮浅识

（一）

普济消毒饮为临床常用名方，但用方者多从“清热解毒、疏风散邪”这一角度去理解和使用该方，致使该方疗效平平。如能从制方本意去理解该方，进一步随证加减使用，或可提高疗效。

普济消毒饮出自《东垣试效方》：“泰和二年，先师以进纳监济源税，时四月，民多疫疠，初觉憎寒体重，次传头面肿盛，目不能开，上喘，咽喉不利，舌干口燥，俗云大头天行，亲戚不相访问，如染之，多不救。张县承侄亦得此病，至五六日，医以承气加蓝根下之，稍缓。翌日，其病如故，下之又缓，终莫能愈，渐至危笃。或曰李明之存心于医，可请治之。遂命诊视，具说其由。先师曰：夫身半以上，天之气也；身半以下，地之气也。此邪热客于心肺之间，上攻头目而为肿盛，以承气下之，泻胃中之实热，是诛罚无过，殊不知适其所至为故……普济消毒饮子：黄芩、黄连各半两，人参三钱，橘红、玄参、生甘草各二钱，连翘、黍黏子、板蓝根、马勃各一钱，白僵蚕炒七分，升麻

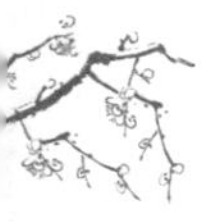

七分，柴胡二钱，桔梗二钱。”“共为细末，半用汤调，时时服之；半蜜为丸，噙化之，服尽良愈。”

（二）

原文有方解，是以君臣佐使和四气五味及归经理论作解，但似乎不易直接明了李东垣制方本意。以张元素、李东垣、王好古等为代表的易水学派，临证时把药物依升浮降沉分为五大类，分别是风升生、夏浮长、湿化成、燥降收和寒沉藏，以治体内四时五脏之不平。按这种药物分类法，本方所用药物可以这样归类：黄芩、黄连、玄参、板蓝根为“寒沉藏”类；连翘为“燥降收”类；黍黏子、马勃、白僵蚕、升麻、柴胡、桔梗为“风升生”类；人参、橘红、生甘草为“湿化成”类。可以这样认为，本方所治大头天行为热毒壅滞于上，致使体内升浮降沉失序，治疗重在以药物的升浮降沉偏性来恢复体内失序的升浮降沉，清热解毒仅为其次。这种治疗客观上起到了疏风散邪的作用，但立方者并没有这样考虑。套用清代医家尤在泾的一句话“一本升降浮沉之理，不拘寒热补泻”来认识本方立方之旨，是再恰当不过了（尤在泾·《医学读书记》：“古人制方用药，一本升降浮沉之理，不拘寒热补泻之剂者，宋元以来，东垣一人而已。”）

（三）

温病大家吴鞠通特别尊崇李东垣，在《温病条辨》中治疗“大头瘟、虾蟆温”也赏用该方，“治法总不能出李东垣普济消毒饮之外”。但由于未能领会原方立方之旨，依己意作了加减：“温毒咽痛喉肿，耳前耳后肿，颊肿，面正赤，或喉不痛，但外肿，甚则耳聋，俗名大头瘟、虾蟆温者，普济消毒饮去柴胡、升麻主之。初起一二日，再去芩、连，三四日加之，佳。”并解释说：“去柴胡、升麻者，以升腾飞越太过之病，不当再用升也。”“去黄芩、黄连者，芩、连里药也。病初起未至中焦，不得先用里药，故犯中焦也。”而吴鞠通毕竟是临床大家，其加减尚为有度，在去掉“风升生”的柴胡、升麻同时，也去掉了“寒沉藏”的黄芩、黄连，加减后的方剂仍然保持了原方的升降对比，临床使用仍然是有效的，只是立方境界有高下之分而已。至于病起三四日加芩、连，这在吴鞠通临证时需要，在李东垣临证时已不必，因一剂已愈，等不到三四日了。

晚清医家叶子雨认识到去升、柴、芩、连之误。他在《增补评注温病条辨》中说：“此方有升、柴之升散，亦有芩、连之苦降，开合得宜，不得讥东垣之误也。去升麻、黄连尚可，去黄芩、柴胡则不可。只知泥执三焦，不知有阴阳十二经脉；只知外感之温邪，不知有伏气之温病温毒，乃内附疫邪，借少阳为出路，舍柴胡何以驱转伏邪？况数证亦难以一方蒇事。温热、瘟疫不分，误人非浅！”批评他人“泥执”时，不知自己也泥执于“伏气”、“驱转伏邪”，并未领会原方之旨。

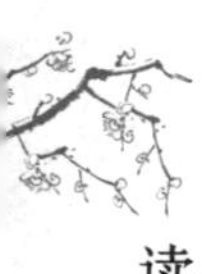

（四）

清代医家杨栗山所著《伤寒温疫条辨》，成书早于《温病条辨》。书中载有增损普济消毒饮一方，同样也去掉了升麻、柴胡，但以“芩、连泻主肺之热为君”。同时去掉了人参、马勃，加用了全蝉蜕、栀子、大黄，实即为普济消毒饮合升降散加减。仍然立足于升清降浊，但明显受到其伏气温病学说的影响，所体现的治法为“急以逐秽为第一要义”。

“增损普济消毒饮方：元参三钱，黄连二钱，黄芩三钱，连翘（去心）、栀子（酒炒）、牛蒡子（炒研）、蓝根（如无，以青黛代之）、桔梗各二钱，陈皮、甘草（生）各一钱，全蝉蜕十二个，白僵蚕（酒炒）、大黄（酒浸）各三钱。水煎去渣，入蜜、酒、童便冷服。”

外感温病第一方

——银翘散漫谈

（一）

从一则医案说起。

患者，刘某，男，18岁。2011年5月1日初诊。

自诉昨日下午开始出现咽痛，晚上咽痛加重，逐渐出现发热。现症见：咽痛，咽干，发热，口干喜饮，周身不适，有汗，无恶寒。舌质红，舌苔薄白，脉浮数。

查：咽黏膜充血肿胀，双扁桃体充血肿大I°。

诊为急乳蛾（急性扁桃体炎），证属风热外感。治以疏风解表，清热利咽为法，方用银翘散加减。

处方：金银花15g，连翘12g，荆芥9g，牛蒡子12g，薄荷9g（后下），桔梗9g，芦根15g，竹叶3g，射干12g，生甘草3g。2剂，每剂煎2次，每次煎5分钟，每剂分3次服，24小时内服完2剂。

药后诸症缓解而痊愈。

本案诊治较为简单，患者新感起病，起病后及时就诊，就诊前未服西药，证情表现单纯、典型。用银翘散方治疗，可谓药到病除。

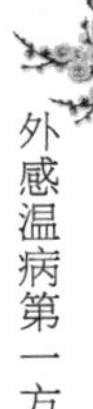

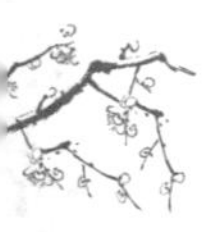

值得注意的是，临证所见患者多为就诊前已用过西药及中成药，或者患者有“宿疾”，证情表现不典型者。如本案患者，假如舌苔见腻，而不是薄白呢？假如是无汗而不是有汗呢？假如有明显便秘呢？……我们还可不可以使用银翘散方治疗？是用银翘散方加减呢还是取用他方治疗？

学一方，必学其立方之法；学其立方之法，必读其立方之书。

（二）

银翘散方出处与主治。

银翘散出自清代医家吴鞠通所著的《温病条辨·上焦篇》：“太阴风温、温热、瘟疫、冬瘟，初期恶风寒者，桂枝汤主之。但热不恶寒而渴者，辛凉平剂银翘散主之。温毒、暑瘟、湿温、温疟，不在此例。”

要读懂这段文字，需明白“太阴”、“温病”等概念。

《温病条辨》中有如下记述：

“凡病温者，始于上焦，在手太阴肺。”

“温病者，有风温，有温热，有温疫，有温毒，有暑温、湿温，有秋燥，有冬温，有温疟。”

“太阴之为病，脉不缓不紧而动数，或两寸独大，尺肤热，头痛，微恶风寒，身热自汗，口渴，或不渴而咳，午后热甚者，名曰风温。”

结合叶天士在《温热论》中的论述：“温邪上受，首先犯肺……肺合皮毛而主气，故云在表。”我们可以认为，银翘散方治疗外感温病初起，邪在上焦肺，以肺表症状为主要表现，症见发热、口渴、有汗、脉数者。

至于恶寒与否，论中明言不恶寒。论中把银翘散证置于桂枝汤证之后，且又云："太阴温病，恶风寒，服桂枝汤已，恶寒解，余病不解者，银翘散主之。"可见，治疗温病初起，使用桂枝汤或银翘散的区别在于是否有恶寒。但书中也提到："本论第一方用桂枝汤者，以初春余寒之气未消，虽曰风温，少阳紧承厥阴，厥阴根乎寒水，初起恶寒之证尚多，故仍以桂枝为首。犹时文之领上文来脉也。本论方法之始，实始于银翘散。"体会这段话，之所以用桂枝汤，有从伤寒到温病过渡的作用。此处的桂枝汤证，可以说进一步就是银翘散证，二者之间并无截然分别。结合银翘散方中也用到了辛温药，可以认为银翘散证是可以有恶寒的，只是程度较轻而已。

论中未提及脉浮，只提及动数。至于两寸独大，也该是不缓不紧而偏动数者。

论中未提及舌象。病在上焦肺，未波及中焦，且病属初起，不见明显虚证，推测其舌苔应该不多不少，也就是说既不可苔腻，也不可少苔，而是舌苔薄白。如热象较显，可呈舌质红，舌苔薄黄。

论中提到"温毒、暑温、湿温、温疟不在此例。"为什么？

"温毒者，诸温夹毒，秽浊太甚也。""暑温者，正夏之时，暑病之偏于热者也。""温疟者，阴气先伤，

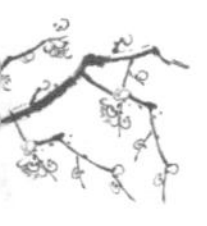

又因于暑，阳气独发也。”“暑兼湿热，偏于暑之热者为暑温……偏于暑之湿者为湿温。”温毒秽浊太甚，暑温、湿温、温疟，皆因于暑，而暑兼湿热。可以这样认为，此四病初起，之所以不能用银翘散方治疗（即使是在上焦太阴），其原因在于夹有秽浊或湿邪（银翘散方本治热）。

学方用方，必须注意其不可用之处。通过上述分析，病证秽浊较甚或夹有湿邪，是不可以使用银翘散治疗的，至少应该是相对禁忌。

清代医家张秉成在《成方便读》中对银翘散方的主治给予了中肯的论述：“治风温、温热，一切四时温邪，病从外来，初起身热而渴，不恶寒，邪全在表者。此方吴氏《温病条辨》中之首方。所治之温病，与瘟疫之瘟不同，而又与伏邪之温病有别。此但言四时之温邪，病于表而客于肺者，故以辛凉之剂轻解上焦……此淮阴吴氏特开客气温邪之一端，实前人所未发耳。”

后人诟病银翘散者，多因不明其主治外感温病而不治伏气温病和瘟疫。

（三）

银翘散方的组成与煎服法。

组成：“连翘一两，银花一两，苦桔梗六钱，薄荷六钱，竹叶四钱，甘草五钱，芥穗四钱，淡豆豉五钱，牛蒡子六钱。”

煎法：“上杵为散，每服六钱，鲜苇根汤煎。香气大出，即取服，勿过煮。”之所以“勿过煮”，是因为“肺药取轻清，过煮则味厚而入中焦矣。”

服法：“病重者，约二时一服，日三服，夜一服。轻者三时一服，日二服，夜一服。病不解者，作再服。”如此服用是非常重要的：“盖肺位最高，药过重则过病所，少用又有病重药轻之患，故从普济消毒饮时时轻扬法。今人亦有用辛凉法者，多不见效，盖病大药轻之故。”

从银翘散方的组成与煎法来看，原方的用量是相对偏小的。而当前临床上，很多医生笔下的银翘散方用量是相对较大的，特别是患者的每次服用量。为什么？原因可能是多方面的，但有一点肯定存在，那就是认识上的问题。通常临证者会认为，银翘散证多是由于细菌感染或病毒感染引起，银翘散方中，银花、连翘等药有广谱抗生素作用，在加减中加入板蓝根、大青叶等具有抗病毒作用的药物，这样组方就可以针对细菌或/和病毒感染引起的病症了。在一定程度上，剂量小，消炎、抗病毒力量也小；剂量大，消炎、抗病毒力量也大。于是，临证中，处方剂量就相对偏大，且自认为有足够的理论支持。

类似的思维对很多中医临证者影响并不算小。试问，中医中药治疗炎症，果真是直接针对细菌、病毒等病原微生物吗？如果是，复方中药的疗效还能赶得上或者超越单体西药的疗效吗？

中医学中的发病学，始终是着眼于正气与邪气的对抗。治疗上，也重点是着眼于正气的盛衰以及正、

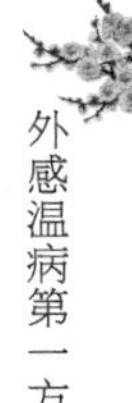

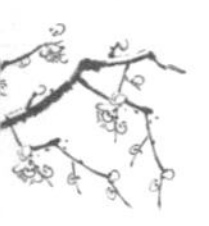

邪之间的进退。把“治人”的中医学沦落为“治病”的医学，是对中医的糟蹋，会把中医学引上一条不归路。

笔者在早期临证中反复尝试过，“小剂可以去实”。随意加大剂量，不但不会提高疗效，反而会延长疗程。

关于“时时轻扬法”，这一术语当是吴鞠通首创。考普济消毒饮服用法，在《东垣试效方》中有这样的记载：“共为细末，半汤调，时时服之；半蜜为丸，噙化之。”或“每服秤五钱，水二盏，煎至一盏，去滓，稍热，时时服之。”吴鞠通受李东垣启发，制银翘散服法，意即通过“时时服”而达到“轻扬”之效。当代学者何绍奇在《读书析疑与临证得失》一书中盛赞：“这实在是吴氏‘治上焦如羽，非轻不举’一语的最好体现，足见他心思之灵巧过人。”

（四）

银翘散方的方解。

《温病条辨》中对本方的立方做了一定的说明：“本方谨遵《内经》风淫于内，治以辛凉，佐以苦甘。热淫于内，治以咸寒，佐以甘苦之训。又宗喻嘉言芳香逐秽之说，用东垣清心凉膈散，辛凉苦甘。病初起，且去入里之黄芩，勿犯中焦。加银花辛凉，芥穗芳香，散热解毒。牛蒡子辛平润肺，解热散结，除风利咽，皆手太阴药也。……可见病温者，精气先虚。此方之妙，预护其虚。纯然清肃上焦，不犯中下，无开门揖盗之弊，有轻以去实之能。用之得法，自然奏效。此叶氏立法，所以迥出诸家也。”

后人皆知银翘散方出自叶天士之法，而很少有学者注意到本方与喻嘉言和李东垣两位医家有关。

考李东垣著作中，并未见清心凉膈散一方。而在王好古所著的《此事难知》（本书自序、目录、标题都云“东垣先生《此事难知》”）中见有加减凉膈散一方。原文：“加减凉膈散退六经热：易老法：凉膈散减大黄、芒硝，加桔梗，同为舟楫之剂，浮而上之，治胸膈中与六经热，以其手足少阳之气，俱下胸膈中，三焦之气同相火，浮行于身之表，膈与六经，乃至高之分，此药浮载，亦至高之剂，故能于无形之中，随高而走，去胸膈中及六经热也。”

在王孟英所著《温热经纬》中有清心凉膈散一方，文中谓“即凉膈散去硝黄加桔梗。”

如果吴鞠通所说东垣清心凉膈散即此加减凉膈散，那我们可以看到，加减凉膈散是在《和剂局方》凉膈散的基础上，去掉苦寒泻热的大黄，咸寒泻热的芒硝，加载药上行的桔梗，使药力不能直走中、下焦之脏腑，而作用于胸膈及经热。银翘散是在加减凉膈散的基础上，去掉苦寒走里的黄芩、栀子，加轻清走肺的银花、芥穗、牛蒡子、淡豆豉、芦根，使药力作用于上焦肺及肺表，已经完全不具有“凉膈”作用。

吴鞠通在《温病条辨·吴又可温病禁黄连论》中指出：“唐宋以来，治温热病者，初用辛温发表，见病不为药衰，则恣用苦寒，大队芩、连、知、柏，愈服愈燥，河间且犯此弊。盖苦先入心，其化以燥，燥气化

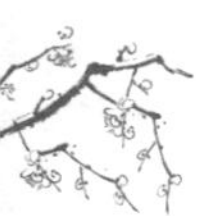

火……余用普济消毒饮于温病初起，必去芩、连，畏其入里而犯中、下焦也。”尽管此段论述未必完全正确，但从中我们可以看出银翘散方中不用苦寒是有其道理的，一是苦燥不利于“精气先虚”之温病；二是入里有“开门揖盗”之弊。

吴鞠通明言，银翘散主治太阴温病，实际上就是叶天士在《温热论》中所说的“温邪上受，首先犯肺”，“肺合皮毛而主气，故云在表”。既然主治在肺、在表，且为有伤津化燥之温邪，那治疗选用辛凉之剂，就甘避苦也是理之必然。不燥伤阴津，不直犯中下，也是病证所需。我们可以再次体会吴鞠通在《温病条辨·凡例》中所言，“是书着眼处，全在认证无差，用药先后，缓急得宜。不求认证之真，而妄议药之可否，不可与言医也。”而反观后世批评叶天士、吴鞠通之用药轻灵者，往往“妄议药之可否”，而“不求认证之真”。单言治学之严谨，就远不及吴鞠通。

关于银翘散方中的君药，通常认为应当是银花、连翘，但也有学者提出不同认识。秦伯未在《谦斋医学讲稿》中指出:“银翘散的主病是风温，风温是一个外感病，外邪初期都应解表……它的组成就应该以豆豉、荆芥、薄荷的疏风解表为君，因系温邪，用银、翘、竹叶为臣；又因邪在于肺，再用牛蒡子、桔梗开宣上焦，最后加生甘草清热解毒，以鲜芦根清热止渴煎汤。”

笔者认为，原方当是以银花、连翘为君的。但临证时，如遇表证较显的温病，用银翘散时，需要偏重解表，此时需要以豆豉、荆芥、薄荷等疏风解表为君，这属于对银翘散方的加减运用。

（五）

银翘散与桂枝汤、桑菊饮、白虎汤方证的区别。

《温病条辨》所出第一方是桂枝汤，第二方是银翘散。两方证共同点在于发热、汗出、舌苔薄、脉浮。实则两方证截然有别，一治伤寒，一治温病。伤寒与温病初起，区别在于伤寒恶寒而不渴，温病渴而不恶寒，即《伤寒论》第6条所说，“太阳病，发热而渴，不恶寒者，为温病。”

桂枝汤非为治温病方，吴鞠通也明确指出：“本论方法之始，实始于银翘散。”民国医家何廉臣在《重印全国名医验案类编》中有一则按语如是说：“风温误投桂枝汤，在上者轻则失音，重则咳血，在下者轻则泄泻，重则痉厥，此由吴鞠通之作俑也，为其所欺所误人者，数见不鲜。”不一定为鞠通所误，但后世不会使用桂枝汤治疗外感病的医家确有人在。究其原因，在于不明伤寒与温病的区别。

银翘散为辛凉平剂，桑菊饮为辛凉轻剂，白虎汤为辛凉重剂，三方区别主要在于辛凉之轻重作用不同。“太阴风温，但咳，身不甚热，微渴者，辛凉轻剂桑菊饮主之。”以咳为主症，伴微热，微渴。之所以另立桑菊饮，在于“恐病轻药重，故另立轻剂方。”临证所见，桑菊饮证咳嗽也较轻微，温病初起，每有见桑菊饮证者。

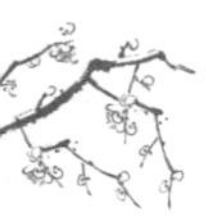

"太阴温病，脉浮洪，舌黄，渴甚，大汗，面赤，恶寒者，辛凉重剂白虎汤主之。"此处白虎汤主治为上焦太阴温病，而非中焦阳明热甚。见症与银翘散证相比，热象更甚，但仍在太阴（脉浮，恶寒），治疗重在"达热出表"。

（六）

银翘散方的加减运用。

《温病条辨》中对银翘散方的加减运用有较详细的叙述。

"胸膈闷者，加藿香三钱，郁金三钱，护膻中。渴甚者，加花粉。项肿咽痛者，加马勃、元参。衄者，去芥穗、豆豉，加白茅根三钱、侧柏炭三钱、栀子炭三钱。咳者，加杏仁利肺气。二三日病犹在肺，热渐入里，加细生地、麦冬保津液。再不解，或小便短者，加知母、黄芩、栀子之苦寒，与麦、地之甘寒，合化阴气，而治热淫所胜。"

这段论述，不出随症加减之例。值得注意的是，方中可以加用甘寒甚或苦寒之品，但前提是"热渐入里"。

还有，方中并没有加用板蓝根、大青叶等药。

"太阴温病，血从上溢者，犀角地黄汤合银翘散主之。有中焦病者，以中焦法治之。"

犀角地黄汤为治疗热入血分方，今医用犀角地黄汤，很少会想到可以合用银翘散方。本条证治，可以这样认为：犀角地黄汤治"血从上溢"之标，银翘散治疗“太阴温病”之本。

“太阴温病，不可发汗。发汗而汗不出者，必发斑疹。汗出过多者，必神昏谵语。发斑者，化斑汤主之；发疹者，银翘散去豆豉加细生地、丹皮、大青叶、倍元参主之……”

疹出太阴，故仍用银翘散。病因误用辛温，故去辛温之豆豉，加用凉血养阴之品。

“太阴伏暑，舌白口渴，无汗者，银翘散去牛蒡子、元参加杏仁、滑石主之。”“太阴伏暑，舌赤口渴，无汗者，银翘散加生地、丹皮、赤芍、麦冬主之。”“太阴伏暑，舌白口渴，有汗或大汗不止者，银翘散去牛蒡子、元参、芥穗，加杏仁、石膏、黄芩主之。”

论中反复提到元参，上条中也提到倍元参，似乎银翘散原方中本当有元参？

有汗可用，无汗可用；舌白可用，舌赤可用；可加苦寒，可加甘寒，可加淡渗。

综观吴鞠通笔下的银翘散，用途极广，表实、表虚俱可用，在气、在血俱可用。甚至，在卫、在气、在营、在血，都可以用到银翘散。而辨证的关键点在于“太阴温病”，病变始终不离上焦。

论述及此，思及当今临床，我们实在有些愧对银翘散。该用不用，不该用滥用，并不是医者应该做的。

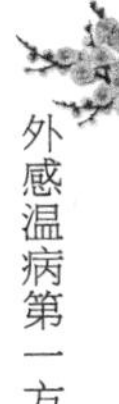

（七）

2011年11月24日，接诊一学生，女，16岁。近

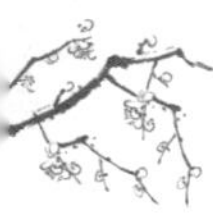

3天咽痛、口疮、前额起痤疮。腹中知饥欲食而咽痛、口疮疼痛不能食。口干喜饮，无大便秘结，无发热恶寒。舌质红，舌苔薄白，脉弦。

辨证属热证无疑。是表热还是里热？不好辨。是上焦热还是中焦热？突然灵感一现，该证为上焦热，吴鞠通所谓“太阴温病”，可用银翘散方。遂处方：银花15g，连翘15g，荆芥9g，防风3g，牛蒡子12g，薄荷9g，桔梗9g，芦根15g，竹叶3g，丹皮15g，生甘草3g。5剂，每日1剂。每次水煎5分钟，每剂煎2次，4次分服。

服1剂，咽痛、口疮即缓解，服5剂，痤疮亦平。

按：本案如按表、里辨证（八纲辨证）及脏腑辨证、卫气营血辨证，似不容易辨为银翘散证。而从三焦辨证，辨为银翘散证则极为自然。

实际上，银翘散方是三焦辨证模式下的产物。临床上，使用卫气营血辨证以及脏腑辨证、六经辨证去指导、使用银翘散方，是后人对银翘散方的解读和使用，而非吴鞠通的本意。

千古治疫妙剂

——达原饮漫谈

达原饮，治疫名方。《重订医门普度温疫论》中有评语谓："凡疫不拘大小男女，胸膈紧闷，日轻夜重者，十有八九，惟此达原饮方。真千古治疫妙剂，医者渡人宝筏也。照症加减，无不获效。"

（一）

从一则医案谈起。

闫某，男，56岁。因发热疑诊"流行性出血热"住入某传染病医院，检查期间，高热不退，要求服用中药治疗。未得面诊，2011年5月4日下午电话中了解到基本情况：发热5天，恶寒，有汗不畅，周身憋痛难忍，头痛如裂（自述痛甚时想跳楼），口干，纳差，大便少，舌苔厚腻。

电话中处方：厚朴9g，炒槟榔15g，草果6g，柴胡12g，黄芩12g，滑石（包煎）18g，生甘草3g。2剂，水煎服。

5月5日下午接到电话，患者昨晚分2次服下1剂，至半夜汗出热退，头身清爽。今日服完第2剂，患者惟觉乏力，纳食欠佳，余无不适。检查结果回报，

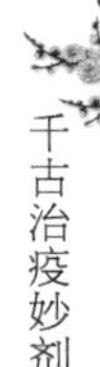

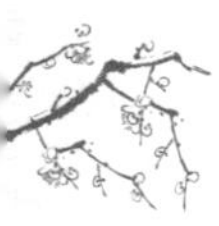

传染病医院除外“流行性出血热”。嘱停药，出院后可调理脾胃。

按：患者平素体健，近5天患病，以发热为主症，临证以外感病多见。从伤寒考虑，发热、恶寒、头身疼痛，可见于伤寒太阳表实证，但太阳表实证的舌苔不应该厚腻。本案患者头痛如裂，太阳表实证也可以表现为头剧痛如裂，但病至头痛如裂的前提是“体若燔炭”，绝无点滴之汗，而该患者有汗。

从温病考虑，发汗、恶寒、有汗不畅、周身不畅，结合舌苔厚腻，可见于湿温。湿温病可见头痛，但多是闷痛、憋痛，极少见头痛如裂。

本案患者表现特殊之处在于头痛如裂。笔者体会，头痛如裂多见于疫病，以温疫多见。结合舌苔厚腻，考虑邪伏膜原，故选用达原饮方加减。

案中处方，尽管只有7味药，实由3方组合而成，分别是透达膜原的达原饮、和解表里的小柴胡汤、清利湿热的六一散。主方当是达原饮方，主药当是厚朴、槟榔、草果。

或问：达原饮主治何病、何证？该如何理解达原饮组方？临证当如何加减使用？

（二）

关于达原饮的主治。

达原饮方出自明代医家吴又可所著的《温疫论》一书。原文：“温疫初起，先憎寒而后发热，日后但热而无憎寒也。初得之二三日，其脉不浮不沉而数。昼夜发热，日晡益甚，头疼身痛。其时邪在夹脊之前，肠胃之后，虽有头疼身痛，此邪热浮越于经，不可以为伤寒表证，辄用麻黄、桂枝之类强发其汗。此邪不在经，汗之徒伤表气，热亦不减。又不可下，此邪不在里，下之徒伤胃气，其渴愈甚。宜达原饮。”

论中明言本方主治温疫，且为温疫初起。

何为温疫？《温疫论》中指出：“伤寒与中暑，感天地之常气；疫者，感天地之疠气；在岁运有多寡，在方隅有厚薄，在四时有盛衰。此气之来，无论老少强弱，触之者即病。”明确指出温疫是有特定致病因子的、具有传染性和流行性的与普通外感病不同的一种病变。

清代医家吴鞠通在《温病条辨》中也指出：“温疫者，厉气流行，多兼秽浊，家家如是，若役使然也。”

论中明言，温疫初起，“邪在夹脊之前，肠胃之后”。此为何处？《温疫论》中说：“邪从口鼻而入，则其所客，内不在脏腑，外不在经络，舍于夹脊之内，去表不远，附近于胃，乃表里之分界，是为半表半里，即针经所谓横连膜原是也。”邪在膜原。

膜原在何处？

实际上，中医的很多概念是思辨的产物，我们不必细究究竟是何物、在何处。只要我们辨出是达原饮方证，用达原饮方可以治愈的证，我们就可以认为此证是邪伏膜原导致。“表里之分界”，“半表半里”，实为非表非里。也就是说，邪伏膜原证，既非表证，也非里证，既不可汗，也不可下。

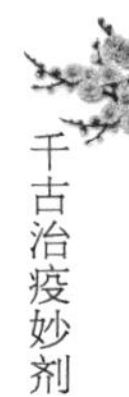

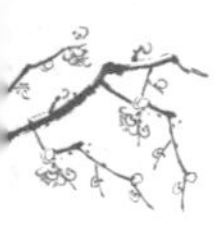

那么，何为达原饮证？论中提到憎寒、发热、头疼身痛、脉数，且病属初起。后文又提到舌象："舌上白苔亦薄"，"舌上苔如积粉，满布无隙。"也就是说，达原饮证的临床表现为：热病初起，憎寒、发热、头疼、身痛；舌象为苔白或苔如积粉；脉象为脉数。

憎寒为恶寒之甚者，不同于外感温病。

发热为"昼夜发热，日晡益甚"，不同于伤寒之太阳病、少阳病。阳明病见此热型，但不见于热病初起。

头疼、身痛可见于伤寒太阳病，但太阳病见明显头疼身痛必伴肤干而无汗，而此处并不强调无汗，且此处之头疼多见莫名其妙之痛不可忍。

舌苔如积粉，即苔厚且干，不同于伤寒、外感温病初起之苔薄。

脉数，不浮不沉，既非表证，亦非里证。

达原饮用于温疫初起，那么能否用于非初起呢？即能不能用于温疫起病二三日之后呢？回答是肯定的。但必须明理方可用方。《温疫论》中指出："凡疫邪游溢诸经，当随经引用，以助升泄……""设有三阳见证，用达原饮三阳加法。因有里证，复加大黄，名三消饮。三消者，消内、消外、消不内外也。"也就是说，达原饮方专为"消不内外"而设，只要有邪在"不内外"，不论病程远近，俱可用达原饮加减治疗。

（三）

关于达原饮的组方。

达原饮方出自《温疫论》，后世医家每有在原方基础上进行加减仍名达原饮者。原方组成为："槟榔二钱，厚朴一钱，草果仁五分，知母一钱，芍药一钱，黄芩一钱，甘草五分。上用水二盅，煎八分，午后温服。"

值得注意的是，本方主治憎寒、发热、头身疼痛、发病急速之温疫，药仅7味，剂量亦小，一剂仅为七钱。尽管书中明言："证有迟速轻重不等，药有多寡缓急之分，务在临时斟酌。所定分两，大略而已，不可执滞。"

但，作为后学者亦当思考一个现实问题：急病、大病，是否必须大方、大剂？

书中有完整的方解："槟榔能消能磨，除伏邪，为疏利之药，又除岭南瘴气；厚朴破戾气所结；草果辛烈气雄，除伏邪盘踞。三味协力，直达其巢穴，使邪气溃败，速离膜原，是以为达原也。热伤津液，加知母以滋阴；热伤营气，加白芍以和血；黄芩清燥热之余；甘草为和中之用。以后四味，不过调和之剂，如渴与饮，非拔病之药也。"

也就是说，达原饮方中针对病邪、病证所用药物为槟榔、厚朴、草果三味，即具有"达原"之效、拔病之功者，仅此三味。至于知母、白芍、黄芩皆为随证加减之味，即无热伤津液可不用知母，无热伤营气可不用白芍，无燥热有余可不用黄芩。当然，燥热过甚，或伤津液、伤营气较甚，单味药力量不足，还可加相应药物。

如果把甘草当作方中佐使药，七味达原饮方实际上可瘦身为四味达原饮方：槟榔、厚朴、草果、甘草。

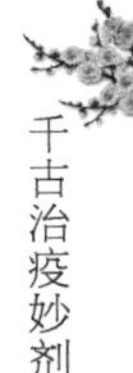

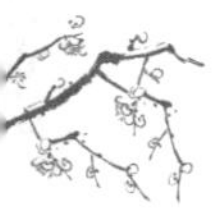

另，读《重订医门普度温疫论》，见清代学者李砚庄在“凡例”中有如下类比：“……盖疫本热邪犹贼，膜原犹窝，槟榔、草果犹捕快手，厚朴犹刑具，知、芩犹牵出，若硝黄则驱之走矣。白芍、甘草，一谨守门户，一调停众人。此又可先生立方之妙。”类比虽非贴切，但贼、窝、捕快、刑具之比倒也有趣。

（四）

关于达原饮方的加减。

方以载法，故方不可执。

达原饮方中知母、芍药、黄芩的使用，即已包含加减法在内。

达原饮主治邪伏膜原在半表半里证。邪离膜原，可出表，可入里，可表里分传。如伏邪全部离开膜原，则治疗不需“达原”，也就不用达原饮方。如部分邪气离开膜原，部分邪气仍然伏于膜原，则一方面需要用达原饮透达邪气于膜原；另一方面，需要用相应药物治疗其出表或入里之邪，这时就涉及达原饮方的加减。《温疫论》对此有原则性的论述：

“凡疫邪游溢诸经，当随经引用，以助升泄。如胁痛、耳聋、寒热、呕而口苦，此邪热溢于少阳经也，本方加柴胡一钱；如腰背项痛，此邪热溢于太阳经也，本方加羌活一钱；如目痛、眉棱骨痛、眼眶痛、鼻干、不眠，此邪热溢于阳明经也，本方加干葛一钱。”

“温疫舌上白苔者，邪在膜原也。舌根渐黄至中央，乃邪渐入胃。设有三阳见证，用达原饮三阳加法。

因有里证，复加大黄，名三消饮。三消者，消内、消外、消不内外也。此治疫之全剂，以毒邪表里分传，膜原尚有余结者宜之。三消饮：槟榔、草果、厚朴、白芍、甘草、知母、黄芩、大黄、葛根、羌活、柴胡，姜、枣煎服。”

随证加减，俱为活法。

（五）

关于后世医家笔下的达原饮方。

吴又可著《温疫论》，开温疫学证治之先河，对后世一代又一代的温病学家产生了重大的影响。如清代医家杨栗山在《伤寒温疫条辨》自序中说：“一日读《温疫论》，至伤寒得天地之常气，温病得天地之杂气，而心目为之一开。”吴鞠通在《温病条辨》自序中说：“……检校《四库全书》，得明季吴又可《温疫论》。观其议论宏阔，实有发前人所未发，遂专心学步焉。”达原饮方也成为后世医家笔下的常用方之一。

但，越是名方，使用频次越高之方，暴露的问题也会越多。于是，后世医家从正、反不同角度对该方作了恳切的评说。

清代医家张璐在《张氏医通》中指出：“余尝以此治疫疟、时疫，靡不应手获效，总藉以分解中外寒热诸邪之力耳。”

由治疫扩展至治疟，对该方作了临床上的肯定。

清代医家张秉成在《成方便读》中指出：“合观此方，以之治伏邪初起者甚宜，似觉治瘟疫为未当耳。”

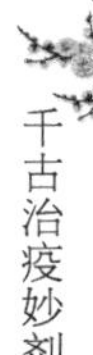

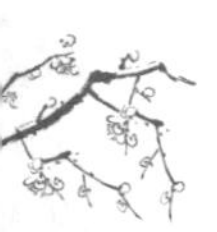

吴又可笔下的温疫初起即为邪伏膜原，具有伏邪性质。如此评说，在于未读懂《温疫论》。但也从另一个侧面提醒后学者，达原饮方可以治疗伏邪，但不可以普施于温疫。

清代医家吴鞠通在《温病条辨》中指出："至若吴又可，开首立一达原饮，其意以为直透膜原，使邪速溃，其方施于藜藿壮实之人之温疫病，容有愈者，芳香辟秽之功也。若施于膏粱纨绔及不甚壮实人，未有不败者……岂有上焦温病，首用中下焦苦温雄烈劫夺之品，先劫少阴津液之理！"

作为一代温病大家，只懂外感温病，不明伏气温病，且泥于自创的三焦辨证之中，也只能如是评说。但提到用方时当注意患者的体质，尽管不可拘泥，但可供后学参考。读近代医家冉雪峰《八法效方举隅》时，见有如此评说："鞠通'条辨'始银翘散，又可'温疫论'始达原饮，二吴学术致力之点，可由此得其大凡。"品味这句话，可谓知二吴者。

民国医家张锡纯在《医学衷中参西录》中指出："北方医者治温疫，恒用吴又可达原饮，此大谬也。达原饮为治瘟疫初得之方，原非治温疫之方也……方中以逐不正之气为主……是以用此方治温病者，未有见其能愈者也。且不惟不能愈，更有余初病时服之，即陡然变成危险之证者，此非愚之凭空拟议，诚有所见而云然也。"

此非达原饮误后医，而是后医误达原饮也。达原饮只治邪伏膜原，只为透达膜原而设。邪未伏膜原不可用，邪离膜原也不可用。事实上，吴又可治温疫，也多用承气汤、白虎汤等方。

晚清医家柳宝诒在《温热逢源》中指出：“若系暑湿浊邪，舌苔白腻者，用达原饮甚合。若伏温从少阴外达者，则达原饮一派辛燥，既不能从里透邪，而耗气劫津，非徒无益，而又害之矣。学者当细心体认，勿误用也。”

方以治证，达原饮针对秽浊之邪，若阴亏津耗无秽浊之伏温，自在禁用之列。

（六）

笔者常用达原饮方加减治疗经误治不愈而见舌苔厚腻、大便不结之发热类病变。

如治崔某，男，8岁。2011年5月24日初诊。

发热2天，口服中药2剂，热不退，伴见咽痛、乏力、纳差，无恶寒，无大便不通。舌质红，舌苔厚腻，脉细弦。证属外感风热、中焦湿阻。治以疏风清热、化湿畅中为法。方用达原饮方加减。

处方：厚朴9g，炒槟榔12g，草果6g，柴胡9g，黄芩9g，蝉衣9g，僵蚕9g，牛蒡子9g，生甘草2g。2剂，水煎服。

上方服2剂，热退纳复而愈。

按：吴又可笔下的达原饮证，为热病初起即见者。临证常见部分外感热病，初起舌苔不厚不腻，经滥用或误用抗生素、解热镇痛药、清热解毒类中成药和中草药，往往可见舌苔转厚腻者。此时如发热不退、大

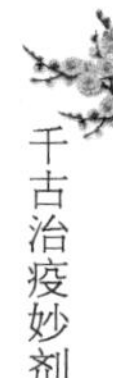

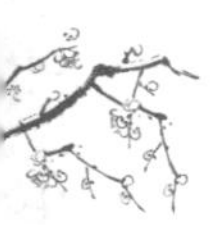

便不结，用达原饮方加减治疗倒也取效快捷。

（七）

达原饮方可以治疗邪伏膜原之温疫，也可以治疗邪伏膜原之其他热病。此为临证者所共识。后世医家用达原饮方治疗内伤病，有必要特意拈出。

清代医家张璐在《张氏医通》中指出："槟榔、草果、厚朴，俱属清理肠胃之品。"尽管此句本意仍为解读达原饮方治疗热病，但从这句话中可以体悟到，本方可以治疗肠胃不清之内伤病，即湿浊困阻中焦之内伤病。

《增评柳选四家医案》："胃阳衰惫，气阻痰凝，中脘不快，食下则胀，宜辛温之品治之，草果仁、厚朴、茯苓、半夏、甘草、槟榔。"本案处方为瘦身后的四味达原饮方加茯苓、半夏而成，是治疗内伤病的典型案例。柳宝诒在按语中写道："此湿痰阻遏中宫之证。"

曾治刘某，女，52岁。2011年4月8日初诊。

右耳耳鸣2年余，多方治疗，无效。耳鸣呈持续性，晚上影响睡眠。伴右耳对声音的分辨能力减退，头昏闷，纳食尚好，二便调。在治疗耳鸣的过程中发现"高血压病"，现服用降血压药，血压平稳。

舌质暗红，舌苔黄白厚腻，脉弦大。

证属脾湿肝旺。治以化湿运脾、镇肝平肝为法，方用达原饮方加减。

处方：厚朴9g，炒槟榔15g，草果6g，石菖蒲12g，柴胡12g，黄芩12g，石决明30g，生龙、牡各30g，焦神曲12g。7剂，水煎服。

2011年4月15日二诊：药后耳鸣减轻，睡眠好转，苔厚稍减，上方柴胡减为9g，继服7剂。

以上方为主稍作加减，连续六诊，共服药42剂，舌苔转薄白，舌质转淡暗，脉转细缓，耳鸣偶发，已不影响正常生活。嘱其淡泊得失，怡情悦性。

按：内伤病中，舌苔厚腻者并不少见。舌苔之所以厚腻，最常见的原因有长期饮食肥腻所谓食积者，长期滥用、误用药物所谓误治者。食积者，消导可效。误治者，二陈汤、平胃散、保和丸等内科常用方每每效差，笔者用达原饮方加减，对厚腻苔的消退多有他方所不及者。

本案患者耳鸣2年余，自发病始即开始漫长的治疗。西药伤脾损胃自不待言，中药非泻肝即补肾，舌苔增厚自也在必然之中。即使有治中焦者，非补中益气汤即益气聪明汤，总不舍参、芪之补。个别医者意识到苔腻亟须解决，也只能用到温胆汤加减。常规治疗不外如此，自服单方、验方也不出此。

舌苔厚腻考虑湿阻，舌质暗红、舌苔黄白考虑有热，脉弦大结合耳鸣，考虑肝阳上亢。故组方取达原饮方中厚朴、炒槟榔、草果三味结合石菖蒲、焦神曲化湿运脾退厚腻苔；柴胡、黄芩、石决明、生龙牡镇肝平肝治脉弦大。采用脏腑辨证，借用温病方治疗内伤病，取效倒也满意。

另外，对耳鸣的治疗，让患者明白自身的身心调养至关重要。淡泊、少欲是最有效的良药。笔者经常和熟悉的耳鸣患者开玩笑："傻子是不会耳鸣的。"

急以逐秽为第一义

——升降散漫谈

（一）

关于升降散方出处。

升降散为温病名方，后学者熟知升降散，源于清代医家杨栗山所著《伤寒温疫条辨》一书。但据该书记载，升降散方名出自该书，而升降散方并非出自杨栗山之手。“是方不知始自何氏，《二分晰义》改分两变服法，名为赔赈散，用治温病，服者皆愈，以为当随赈济而赔之也。予更其名曰升降散。”

有学者指出，升降散方出自明代医家张鹤腾所著的《伤暑全书》。但翻阅该书，升降散方见于该书的“增补诸方”中，显为后人所加，不足信。

读《丹溪心法》，见“瘟疫”附方中有“人间治疫有仙方，一两僵蚕二大黄。姜汁为丸如弹子，井花调蜜便清凉。”不知是否与升降散有关。

（二）

升降散方的组成与用法。

《伤寒温疫条辨》：“白僵蚕（酒炒）二钱，全蝉蜕

（去土）一钱，广姜黄（去皮）三分，川大黄（生）四钱。称准，上为细末，合研匀。病轻者，分四次服，每服重一钱八分二厘五毫，用黄酒一盅，蜂蜜五钱，调匀冷服，中病即止。病重者，分三次服，每服重二钱四分三厘三毫，黄酒盅半，蜜七钱五分，调匀冷服。最重者，分二次服，每服重三钱六分五厘，黄酒二盅，蜜一两，调匀冷服。胎产亦不忌。炼蜜丸，名太极丸，服法同前，轻重分服，用蜜、酒调匀送下。”

原方中的用量，大黄四钱，占全方四味药总量一半以上。考虑到原方为散剂，与黄酒、蜂蜜同服，且用治灾民之热病。如改用汤剂，是不是仍需用原方的剂量比呢？

杨栗山说：“温病总计十五方……而升降散，其总方也，轻重皆可酌用。”分析十五方，可以看出升降散方中诸药的使用情况和大致用量。

考十五方中，其余十四方均为水煎去渣，入蜜、酒冷服。平常使用升降散，以汤剂多用。

十四方中都用到了白僵蚕、蝉蜕。其中十三方中僵蚕用量为三钱，一方中用量为一钱；五方中蝉蜕用量为十二个，八方中用量为十个，一方中用量为五个。

十四方中，有七方中用到了大黄，用量大小不等，有一钱、二钱、三钱、四钱、五钱。

十四方中，只有三方用到了广姜黄，用量都为七分。

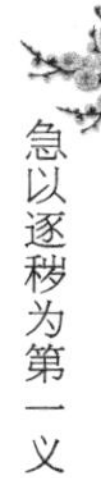

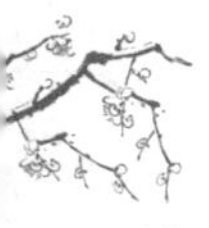

（三）

升降散方的主治。

杨栗山笔下，升降散主治温病表里三焦大热者。“温病亦杂气中之一也，表里三焦大热，其证治不可名状者，此方主之。”

又进一步说明：“如头痛眩晕，胸膈胀闷，心腹疼痛，呕哕吐食者；如内烧作渴，上吐下泻，身不发热者；如憎寒壮热，一身关节酸痛，饮水无度者；如四肢厥冷，身凉如冰，而气喷如火，烦躁不宁者；如身热如火，烦渴引饮，头面卒肿，其大如斗者；如咽喉肿痛，痰涎壅盛，滴水不能下咽者……外证不同，受邪则一。凡未曾服过他药者，无论十日、半月、一月，但服此散，无不辄效。”

又谓：“温病总计十五方，轻则清之……重则泻之……而升降散，其总方也，轻重皆可酌用。”

可以看出，明白了这里所说的温病也就明白了升降散方的主治。那么，如何认识杨栗山笔下的温病呢？

（四）

杨栗山笔下的温病。

对温病的认识，杨栗山在自序中交代了他思路的启源：“一日读《温疫论》，至伤寒得天地之常气，温病得天地之杂气，而心目为之一开。又读《缵论》，至伤寒自气分而传入血分，温病由血分而发出气分，不禁抚卷流连，豁然大悟。”

温病病发于里：“凡伤寒自外之内，从气分入，始病发热恶寒，一二日不作烦渴，脉多浮紧，不传三阴，脉不见沉。温病自内而外，从血分出，始病不恶寒而发热，一热即口燥咽干而渴，脉多洪滑，甚则沉伏。”

温病的病机为“怫热郁滞”：“凡温病脉不浮不沉，中按洪、长、滑、数，右手反盛于左手，总由怫热郁滞、脉结于中故也。若左手脉盛，或浮而紧，自是感冒风寒之病，非温病也。”

温病的病因为伏邪：“凡邪所客，有行邪，有伏邪……行邪如冬月正伤寒……先伏而后行者，温病也。”

温病的治法在于清与泻：“伤寒得天地之常气……急以发表为第一义……温病得天地之杂气……治法急以逐秽为第一义。上焦如雾，升而逐之，兼以解毒；中焦如沤，疏而逐之，兼以解毒；下焦如渎，决而逐之，兼以解毒。恶秽即通，乘势追拔，勿使潜滋。所以温病非泻则清，非清则泻，原无多方，时其轻重缓急而救之。”

由以上论述我们可以看出，杨栗山笔下的温病既非广义温病，也非狭义瘟疫，实为伏气温病。

同属于清代的温病学家，杨栗山年龄大约较叶天士小 38 岁，较吴鞠通大 53 岁。但杨栗山从伏气温病立论，叶天士、吴鞠通从外感温病立论，彼此在学说上似乎无丝毫影响。明确这一点，对我们理解和使用银翘散方、升降散方是至关重要的。

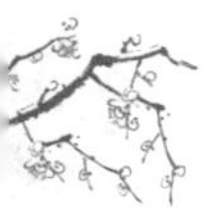

民国医家柳宝诒在《温热逢原》中有专论“伏气发温与暴感风温病原不同治法各异。”论中指出：“……伏气由内而发，治之者以清泄里热为主，其见证至繁且杂，须兼视六经形证，乃可随机立法。暴感风温，其邪专在于肺，以辛凉清散为主，热重者兼用甘寒清化，其病与伏温病之表里出入，路径各殊，其治法之轻重深浅，迹属迥异。近人专宗叶氏，将伏气发温之病，置而不讲，每遇温邪，无论暴感伏气，概用叶氏辛凉轻浅之法，银翘、桑菊，随手立方，医家、病家，取其简便，无不乐从。设有以伏气之说进者，彼且视为异说，茫然不知伏气为何病……”

当然，专宗杨氏，不讲外感温病，恣用升降散，同样也不可取。

做学问，可以以偏立论。做临床，必须中正，不可偏执。

（五）

升降散方解。

“用方者，不贵明其所当然，要贵明其所以然。”这是杨栗山所说。

《伤寒温疫条辨》中对升降散有较为详细的方解。

“是方以僵蚕为君，蝉蜕为臣，姜黄为佐，大黄为使，米酒为饮，蜂蜜为导，六法俱备，而方乃成。”

“僵蚕味辛苦气薄，喜燥恶湿，得天地清化之气，轻浮而升阳中之阳……能辟一切怫郁之邪气。”

“蝉气寒无毒，味咸且甘，为清虚之品……姜黄气味辛苦，大寒无毒，蚕人生啖，喜其祛邪伐恶，行气散郁，能入心脾二经建功辟疫……大黄味苦，大寒无毒，上下通行。盖亢甚之阳，非此莫抑，苦能泻火，苦能补虚，一举而两得之。人但知建良将之大勋，而不知有良相之硕德也……米酒性大热，味辛苦而甘……驱逐邪气，无处不到……和血养气，伐邪辟恶……蜂蜜甘平无毒，其性大凉，主治丹毒斑疹，腹内留热，呕吐便秘，欲其清热润燥，而自散温毒也……”

僵蚕“清化而升阳”，蝉蜕“清虚而散火”，“君明臣良，治化出焉。”“姜黄辟邪而靖疫，大黄定乱以致治，佐使同心，功绩建焉。酒引之使上行，蜜润之使下导，引导协力，远近通焉。补泻兼行，无偏胜之弊；寒热并用，得时中之宜。”

“盖取僵蚕、蝉蜕，升阳中之清阳；姜黄、大黄，降阴中之浊阴。一升一降，内外通和，而杂气之流毒顿消矣。”

杨栗山称僵蚕、蝉蜕“为温病之圣药”。

值得注意的是，姜黄的性味，古今本草书中俱有不同认识，有谓性温，有谓性寒。升降散中所用姜黄是以“大寒”使用的。“姜黄（广产），性味与郁金相似，然较烈。下气最捷，破血立通，调月信，消瘴肿。但稍损真气，用宜慎之。”至于后人有用片姜黄者，性温，与原方广姜黄有别。

关于蜂蜜，李时珍在《本草纲目》中说：“生则性凉，故能清热；熟则性温，故能补中。甘而和平，故

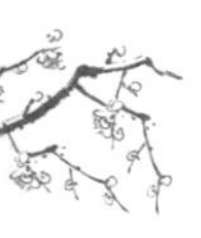

能解毒；柔而濡泽，故能润燥。缓可以去急，故能止心腹、肌肉、疮疡之痛；和可以致中，故能调和百药，而与甘草同功。”本方中当为生用。

杨栗山对升降散的评语：“可与河间双解散，并驾齐驱耳。名曰升降，亦双解之别名也。”

当代医家蒲辅周对升降散的评语：“温疫之升降散，犹如四时温病之银翘散。”

近人总结升降散组方所体现的治法为升降相因法。那么，方中僵蚕、蝉蜕之升，可否用别的升药代替？就这一问题，笔者在北京参加“2011年国际经方论坛”时请教过李士懋前辈，李老的答复是僵蚕、蝉蜕轻清化浊，别的升清药无此作用。

（六）

关于升降散方的应用。

1. 用于治疗温疫

升降散方原为治疗温疫之方，在《二分晰义》中治疗灾后之疫病。杨栗山也取用其治疗温疫：“乙亥、丙子、丁丑，吾邑连歉，温气盛行，死者枕藉。予用此散，救大证、怪证、坏证、危证，得愈者十数人，余无算。更将此方传施亲友，贴示集市，全活甚众。”

当代医家蒲辅周曾说：“治疗急性病，尤其急性传染病，要研究杨栗山的《伤寒温疫条辨》。余治温疫多灵活运用杨氏温疫十五方，而升降散为其总方。治温疫之升降散，犹如四时温病之银翘散。”

2. 用于治疗伏气温病

读《伤寒温疫条辨》可知，杨栗山笔下的温疫主要是指伏气温病，全书主要在论述伤寒与伏气温病的不同。由升降散加减出的治温十四方，更多的是在论述对伏气温病的治疗。升降散原方大黄量独重，也许原方君药即为大黄，用治温疫。经杨栗山加减出治温十四方，大部分方中大黄用量较轻，而以僵蚕、蝉蜕为君、为臣，实际上已由治疗温疫转为治疗范围更广的伏气温病。尽管在这点上，杨本人也许并不明朗。

刘文军等在《薛伯寿教授应用升降散的临床经验》（见《中华中医药学刊》2011 年第 1 期）一文中写道："上溯杨栗山的四时温病与温疫根源不同，而邪热自内达外、证治相同的认识，师承蒲老'温病最怕表气郁闭，热不得越；更怕里热郁结，秽浊阻塞，尤怕热闭小肠，水道不通，热遏胸中，以致升降不灵，诸窍闭滞。治法总以透表宣膈，疏通里气，而清小肠，不使邪热内陷或郁闭为要点'的思想，老师治温热病时强调开郁闭，注意从汗、二便、烦、斑疹着眼辨郁热。无汗或汗出不畅与高热不成正比；心烦懊恼；大便秘结或黏滞不爽、或偏干；小便短赤涩滞灼痛；疹色隐隐、透发不畅，或斑色紫红，可视为郁热之象。导师认为在辨证选方基础上合用升降散加减可明显提高温病的疗效。"文中尽管没有明确提到伏气温病，但这一经验确实适用于伏气温病。

3. 用于治疗外感温病

升降散为表里双解之方，如在外感温病过程中出

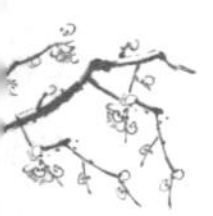

现表里热盛证候时可以取用。即使里热不盛，通过适当加减，加用凉散表热之品，也可随宜取用。

笔者在治疗以发热为主症的上呼吸道感染时，除外伤寒、食积等证候，如果是常见的外感温病，多采用升降散合银翘散，或升降散合小柴胡汤加减，取效颇捷。

如治疗赵某，男，15 岁。2011 年 6 月 19 日初诊。

主诉发热 2 天，伴咽干、咽痛、头痛，口干喜饮，有汗，无恶寒，纳食尚可，大便日 1 次，偏干。舌质红，舌苔薄黄，脉弦数。

证属外感温病之风热外侵，治以疏风清热为法，方用升降散合小柴胡汤加减。

处方：僵蚕 12g，蝉衣 9g，生大黄（后下）3g，柴胡 12g，黄芩 12g，连翘 15g，桔梗 12g，生甘草 3g。2 剂，水煎服。药后痊愈。

按：本案属临证常见病证，证属风热外感无疑，但既非典型之热在肺卫之银翘散证，也非典型之热在少阳胆经之小柴胡汤证，又非典型之郁热在里之白虎汤证、承气汤证。治疗单用清法、泻法均非所宜。笔者常取用升降散合小柴胡汤加减，宣解表热同时，兼开郁解热，取效较捷。

当然，如外感温病合并食积，可以用升降散合保和丸加减治疗。

如治疗崔某，男，5 岁。2011 年 6 月 28 日初诊。

患儿昨晚开始发热，今晨不饮不食，精神欠佳。舌质红，舌苔薄白腻，脉浮细数。证属内有食积，外感风热。治以消导宣散为法，方用升降散合保和丸加减。

处方：僵蚕 6g，蝉衣 6g，生大黄（后下）6g，柴胡 9g，桔梗 6g，炒莱菔子 9g，焦山楂 12g，陈皮 3g，生甘草 1g。2 剂，水煎服。

12 小时内分 3 次服下 1 剂半，便泻、热退而愈。

按：小儿热病多可见食积。本案考虑食积是依据起病即舌苔偏腻。因病程较短，化热未显，故为白腻而非黄腻。倘病程已过三四天，经中、西药物误治而见苔白腻者，每有平胃散证。

笔者以往治疗上焦热病，取用大黄时每用酒军，但对部分患者起不到泻下作用，也许和酒军质量有关，现基本都用生大黄。

4. 用于治疗内伤病

升降散本为治疗温疫而设，治疗伏气温病、外感温病以及内伤病，俱属方剂的扩展应用。当代医家赵绍琴教授使用升降散不仅治疗温病，同时广用于内伤杂病，可谓善用升降散者。

赵绍琴教授在《温病浅谈》中指出："火郁当发。发，谓令其疏散也。重在调其气机，可用升降散、栀子豉汤之类，气机输转则郁开火散，切忌寒凉滋腻……升降散可宣全身之气机，使郁热多从大便而去。其加减变化，用于杂病亦效。曾治一人，女，年 32 岁，四末不温，心烦梦多，面色花斑，舌红起刺，苔腻脉弦涩，曾服四逆汤，附子用至两余不效。改用升降散去大黄加荆芥炭、防风、苏藿梗，服 2 剂大便泻

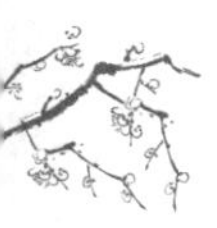

下秽浊甚多，服十余剂四末转温，面色花斑亦退。”

赵绍琴教授在《谈火郁证的治疗及体会》(见《中医杂志》1980年第10期）一文中指出:“清代医家杨栗山制“升降散”一方，载于其所著之《伤寒温疫条辨》一书中，传之于世，启迪后人。其方虽为温病而立，然用治外感及杂病诸多火郁之证，亦颇为效验。本人治火郁证每多师其法而加减化裁用之，得心应手，疗效甚佳。”

笔者早期治疗内伤病见郁而偏热者，喜用升降散加减，或对证方中合用升降散方。临证较久，发现升降散方使用不合适，有使舌苔转腻之弊。究其原因，与方中大黄伤脾有关。其后，笔者在内伤病中使用升降散，每每在使用大黄或酒大黄时，配用厚朴或炒莱菔子，且大黄用量尽量偏小，或者去大黄不用，随证加用炒莱菔子、瓜蒌仁、桃仁、枳实、厚朴等一二味或二三味，虽于理不太恰和，疗效倒也满意。

曾在皮肤科会诊一银屑病患者，一派血热见证，屡用犀角地黄汤类方及大剂量清热凉血解毒之品达数月之久，热象依然较甚，且脾胃无损。笔者认为热为标象，需要治热之来源，主张从郁热论治，合用升降散，且小剂治疗。虽然未被采纳，但至今深以为然。

湿化则气亦化

——三仁汤小议

（一）

患者赵某，男，58岁。2周前发热，经静脉滴注抗生素9天，发热控制，但仍感周身不适，影响工作，于2010年12月8日邀余至家诊治。诊见：自觉周身困乏无力，晨起口苦，口唇干燥，口内欠清爽，痰黏胸闷，咽喉不利，鼻塞，浊涕，双目欠清利，纳食欠佳，脘腹痞闷，大便不爽。舌质淡暗，舌苔薄白腻，脉濡。

证属湿热困阻，气机不畅。治以清化湿热，条畅气机为法。方用三仁汤加减。

处方：炒杏仁12g，白蔻仁（后下）6g，生薏苡仁15g，姜半夏9g，厚朴9g，通草3g，竹叶3g，滑石（包煎）18g，柴胡9g，黄芩12g，辛夷（包煎）12g，桔梗9g。3剂，水煎服。

3日后再次至其家，谓药后周身清爽，鼻通涕无，咽利痰清，纳增便畅。与使用西药的感觉完全不同。取效之捷，引发了笔者对三仁汤的思考。

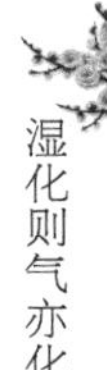

（二）

三仁汤出自吴鞠通《温病条辨·上焦篇》，原文：“头痛恶寒，身重疼痛，舌白不渴，脉弦细而濡，面色淡黄，胸闷不饥，午后身热，状若阴虚，病难速已，名曰湿温。汗之则神昏耳聋，甚则目瞑不欲言，下之则洞泄，润之则病深不解。长夏、深秋、冬日同法，三仁汤主之。”

“三仁汤方：杏仁五钱，飞滑石六钱，白通草二钱，白蔻仁二钱，竹叶二钱，厚朴二钱，生薏仁六钱，半夏五钱。甘澜水八碗，煮取三碗，每服一碗，日三服。”

书中并没有对三仁汤做详细方解，只是指出“惟以三仁汤轻开上焦肺气，盖肺主一身之气，气化则湿亦化也。”

当代方书对本方的解读，多从以药解方的角度，认为本方有“宣上畅中渗下”之功。如秦伯未在《谦斋医学讲稿》中指出：“三仁汤为湿温证的通用方。它的配合，用杏仁辛宣肺气，以开其上；蔻仁、厚朴、半夏苦辛温通，以降其中；苡仁、通草、滑石淡渗湿热，以利其下。虽然三焦兼顾，其实偏重中焦。”《中医治法与方剂》一书中也说：“方中杏仁辛开苦降，开肺气，启上闸；蔻仁芳香化浊，与厚朴、半夏同用燥湿化浊之力颇强；苡仁、滑石、通草皆甘淡渗湿之品，使湿邪从下而去；用竹叶、滑石略事清热，数药合用，则辛开肺气于上，甘淡渗湿于下，芳化燥湿于中。”

（三）

上述方解似无不通之处，临床使用三仁汤也确有开上、畅中、渗下之功。但，有一个问题必须面对，就是创立“三焦辨证学说”的吴鞠通为什么要把本方证置于“上焦篇”而不是“中焦篇”呢？并且明确指出本方的主要功效是“轻开上焦肺气”。当然，有一点可以肯定的是，作者绝不是无意或者笔误。

细读原文，在本方证论述中，有这样一句话：“（湿温）上焦最少，病势不甚显张。中焦病最多，详见中焦篇。”细读“中焦篇”的“湿温”病内容，人参泻心汤方证中有“此邪已内陷，其势不能还表，法用通降，从里治也”的论述。读及此，我们可以明白，三仁汤所治证为邪在上焦之表，如邪入中焦之里，则当治以“通降”之法。当然，“三焦均受病者，则用分消。”尚有“邪从上焦来，还使上焦去”一法。

这样，我们就明白吴鞠通把三仁汤置于“上焦篇”的用意和苦心。湿气弥漫，闭阻阳气，病位偏于肺表，治疗重在轻开宣化。主要病邪为“湿”，治疗目的为祛“湿”。治疗手段为“气化”，通过“气化”以达“湿化”。而反过来，诸症表现为“气不化”，“气不化”的原因为“湿不化”。三仁汤是通过“气化则湿亦化”来治疗“湿温”的，而最终达到的治疗效果是“湿化气亦化”。

读《清代名医医案精华》见吴鞠通医案：“又前日左关独浮而弦，系少阳头痛，因暑而发。用清胆络法。

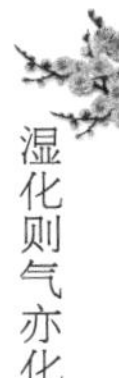

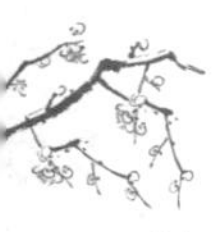

兹左关已平其半，但缓甚。舌苔白厚而滑，胸中痞闷，暑中之热已解，而湿尚存也。议先宣上焦气分之湿：生薏仁、飞滑石、藿香梗、杏仁泥、半夏、广郁金、旋覆花、广皮、白通草、茯苓皮、白蔻仁。”很明显，本案用方为三仁汤加减方，案中治法为“宣上焦气分之湿”。

这时，我想到了后世的那句名言：“湿热治肺，千古不易。”（这里的“肺”，不是“脾”之笔误）

我们可以再一次体会到温病学家用药的轻灵自有他轻灵的用处。

（四）

回到刚才的病案中，患者药后所感觉到的周身轻松，上下畅通，正是“湿化气亦化”、气机升降出入流畅的结果。至于方中加用柴胡、黄芩、辛夷、桔梗，是针对患者所表现出的口苦、鼻塞、浊涕、痰黏、咽喉不利而设。

无意中从书架上取下余国俊所著的《我的中医之路》一书，看到有“江尔逊运用三仁汤心法”一文。翻开，发现江老心法有四，其中心法一：去白蔻仁加桔梗（若舌苔白厚，中焦湿亦盛者，则加桔梗而保留白蔻仁）；心法四：三仁汤宜与小柴胡汤合用（小柴胡汤中去方中之生姜、大枣、人参、甘草）。

当然，本案中加桔梗，加柴胡、黄芩，与江老用法尚有区别，处方时也并未想到江老心法。是偶合，还是读该书后潜移默化的影响？如是后者，我们又能看到临证者读书的重要性。

（五）

我们熟知湿邪治脾、湿热治中。在这里，有必要强调一下湿热治肺。

实际上，吴鞠通在《温病条辨》中焦篇强调过湿热治肺的重要性。在四十一条下有一整段论说：“（暑温）蔓延三焦，则邪不在一经一脏矣，故以急清三焦为主。然虽云三焦，以手太阴一经为要领。盖肺主一身之气，气化则暑湿俱化。且肺脏受生于阳明，肺之脏象属金，色白。阳明之气运亦属金，色白。故肺经之药多兼走阳明，阳明之药多兼走肺也。再肺经通调水道，下达膀胱，肺痹开，则膀胱亦开。是虽以肺为要领，而胃与膀胱皆在治中，则三焦俱备矣。”

那么，三仁汤中哪些是治肺的主药呢？换句话说，我们面对湿热病证，如果要治肺，处方时重点需要用哪些药呢？

读《温病条辨》中焦篇，在四十二条治疗“暑温伏暑”、“三焦均受”的杏仁滑石汤方有详细方解：“……故以杏仁、滑石、通草，先宣肺气，由肺而达膀胱则利湿；厚朴苦温而泻湿满；芩、连清里而止湿热之利；郁金芳香走窍而开闭结；橘皮、半夏强胃而宣湿化痰以止呕恶。俾三焦混处之邪，各得分解矣。”

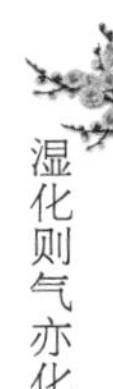

杏仁、滑石、通草，宣肺利湿，三仁汤中也用到了这三味药。值得注意的是，杏仁、滑石、通草的用量，在三仁汤中分别是五钱、六钱、二钱，而在杏仁

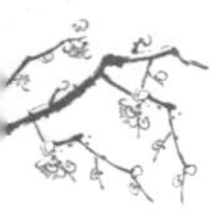

滑石汤中，分别是三钱、三钱、一钱。前者几乎是后者的倍量，为什么？

有没有这么一种可能，杏仁、滑石、通草重在宣肺气。上焦篇的三仁汤治疗重点在于上焦湿热，故重用。而中焦篇的杏仁滑石汤治疗重点在于以中焦为主的三焦湿热，故针对上焦的用药相对较轻。如果有这种可能的话，我们可以认为，三仁汤中治肺的主药是杏仁、滑石、通草。

吴鞠通在三仁汤原方中，排在前三位的药物是：杏仁、飞滑石、白通草。

（六）

《临证指南医案·肿胀》载一案："朱，初因面肿，邪干阳位，气壅不通，二便皆少。桂、附不应，即与导滞。滞属有质，湿热无形，入肺为喘，乘脾为胀。六腑开合皆废，便不通爽，溺短浑浊，时或点滴，视其舌绛，口渴。腑病背胀，脏病腹满，更兼倚倒左右，肿胀随著处为甚。其湿热布散三焦，明眼难以决胜矣。经云：从上之下者治其上。又云：从上之下，而甚于下者，必先治其上，而后治其下。此症逆乱纷更，全无头绪，皆不辨有形无形之误。姑以清肃上焦为先。飞滑石一钱半，大杏仁（去皮尖）十粒，生苡仁三钱，白通草一钱，鲜枇杷叶（刷净毛，去筋，手内揉软）三钱，茯苓皮三钱，淡豆豉一钱半，黑山栀壳一钱。急火煎五分服。"

案中治以清肃上焦，所用方药，与三仁汤方重复的有四味药：飞滑石、大杏仁、生苡仁、白通草。且方后明言："此手太阴肺经药也。肺气窒塞，当降不降，杏仁微苦则能降。滑石甘凉，渗湿解热。苡仁、通草，淡而渗气分。枇杷叶辛凉，能开肺气。茯苓用皮，谓诸皮皆凉。栀、豉宣其陈腐郁结。凡此气味俱薄，为上焦药，仿齐之才轻可去实之义。"

品读本案，有助于我们理解三仁汤的方与证。

（七）

王某，男，46岁。2011年12月27日初诊。

主诉发热1周。近1周精神欠佳，周身不适，每日下午6时左右开始出现恶寒，渐发热，至9时左右体温上升至39℃左右，口服退热药汗出热退。伴见口干多饮，咽干咽痛，时有咳嗽。静滴抗生素6天，效果不显。舌质淡暗，舌苔薄白腻，脉浮濡。

证属湿阻肺卫，表里不和。治以宣肺化湿，和解表里。方用三仁汤合小柴胡汤加减。

处方：炒杏仁12g，白蔻仁（后下）6g，生薏苡仁15g，姜半夏9g，厚朴9g，通草3g，滑石（包煎）15g，柴胡12g，青蒿12g，黄芩12g，蝉衣9g，桔梗12g。5剂水煎服。

当日分2次进服1剂，恶寒、发热即明显减轻。服3剂即诸症俱退，周身轻爽。5剂服完，停药。

郑某，女，58岁。2011年10月28日初诊。

老母住院，劳心累体，近2周周身憋困不适，精神欠佳，前半夜不得入眠，时有头晕，晚上口干、咽

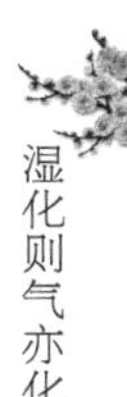

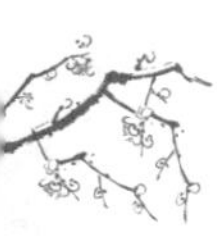

干、咳嗽。纳食尚可，大便偏干。有高血压病史，近来血压不稳。舌质暗红，舌苔白腻，脉沉细弦。

证属湿阻气机，心神不宁。治以化湿行气，平肝宁心为法。方用三仁汤加减。

处方：炒杏仁 12g，白蔻仁（后下）6g，生薏苡仁 15g，姜半夏 9g，厚朴 9g，通草 3g，滑石（包煎）15g，蔓荆子 9g，生龙、牡（先煎）各 30g，石决明（先煎）30g，炒莱菔子 12g，炒苏子 12g，鸡内金 15g。7 剂水煎服。

2011 年 11 月 11 日二诊：上方服后诸症缓解，周身清爽，血压平稳。近 3 日又有头晕不适。舌质淡暗，舌苔薄白腻，脉沉细弦。上方去苏子，继服 7 剂。

药后无不适，停药。

按：案 1 属外感病。从恶寒、发热有时，伴见口干、咽干，较易辨为少阳病小柴胡汤证，但患者并不表现出口苦，脉象也不显弦。根据周身不适、时有咳嗽、舌苔白腻、脉象浮濡，且发热出现于下午，可辨为三仁汤证，结合恶寒、发热定时有序、口干咽痛，考虑有表里不和、少阳郁热，故选用三仁汤合小柴胡汤加减治疗。值得注意的是，本案治疗用药中，不仅养阴生津药不可轻用，即使是小柴胡汤中的温补药，也不可使用。补则留湿助湿，气机无由宣畅。

案 2 似无明显外感，而更多的表现为脏腑机能失调，笔者通常将此类病变视作内伤病。肺主气，肺主治节。湿邪困阻，肺气不畅，既可见卫气不畅之周身不适，肺失宣降之咳嗽便干，也可引起其他脏腑之功能失和。案中根据周身憋困不适、舌苔白腻、咳嗽、便干，辨为湿阻肺卫之三仁汤证。根据头晕、失眠辨为心肝失和。治疗以三仁汤化湿行气为主，佐以生龙牡、石决明平肝宁心，取效较捷。

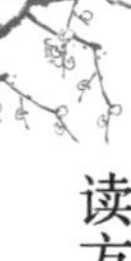

此治湿温时疫之主方也

——甘露消毒丹漫谈

（一）

彭某，女，11岁。2011年7月15日初诊。

患者8天前无明显诱因出现恶寒、发热，左侧腮腺区肿痛，就诊于他院，诊断为“腮腺炎”，给予静滴抗生素及对症治疗6天，诸症渐缓解。昨日下午无明显诱因又发恶寒、发热，伴见右侧腮腺区肿痛，自服抗生素及退热药后，今日来诊。诊见：急性病容，恶寒，发热，右侧腮腺区疼痛，双侧腮腺区肿胀，右重左轻，双侧颌下淋巴结肿大，咽干不利，纳食欠佳，脘腹痞胀，大便少。舌质红，舌苔白厚腻，脉细数。

证属湿热弥漫三焦，热毒壅滞少阳。治以分消湿热，清解热毒为法。方用甘露消毒丹加减。

处方：藿香9g，白蔻仁（后下）6g，生薏苡仁12g，滑石（包煎）15g，通草3g，石菖蒲9g，黄芩9g，连翘12g，浙贝母12g，柴胡9g，僵蚕9g，蝉衣9g，炒莱菔子12g。7剂，水煎服。

2011年7月22日二诊：上方就诊当日服药1剂，当晚发热、恶寒即退。现腮腺区肿痛俱消，纳好，便调，无不适。舌质淡红，舌苔薄白腻，脉细缓。以保和丸加减调中善后。

处方：姜半夏9g，陈皮9g，茯苓12g，焦山楂12g，鸡内金12g，浙贝母12g，全瓜蒌12g，桔梗12g，生薏苡仁12g，生甘草1g。4剂，水煎服。

本案属温病“大头瘟”，治疗选用甘露消毒丹方加减。或问：为何选用甘露消毒丹而不选用普济消毒饮治疗？可不可以选用三仁汤加减治疗？

（二）

甘露消毒丹为温病名方。甘露消毒丹之所以成为传世名方而被临证广泛运用，与清代医家王孟英的推崇有关。王孟英在《温热经纬》中说：“此治湿温时疫之主方也。”但该方并非出自王孟英之手。

清代医家魏玉璜在《续名医类案·疫》中载：“雍正癸丑，疫气流行，抚吴使者，嘱叶天士制方救之。叶曰：时毒疠气，必应司天。癸丑湿土气化运行，后天太阳寒水，湿寒合德，夹中运之火流行，气交阳光不治，疫气大行。故凡人之脾胃虚者，乃应其疠气，邪从口鼻皮毛而入，病从湿化者，发热目黄，胸满丹疹，泄泻，当察其舌色，或淡白，或舌心干焦者，湿邪犹在气分，甘露消毒丹治之。若壮热旬日不解，神昏谵语，斑疹，当察其舌绛干光圆硬，津涸液枯，是寒从火化，邪已入营矣，用神犀丹治之。甘露消毒丹方：飞滑石十五两，淡黄芩十两，茵陈十一两，藿香四两，连翘四两，石菖蒲六两，白蔻仁四两，薄荷四

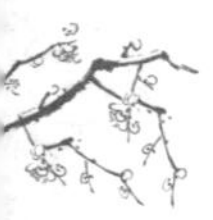

两，木通五两，射干四两，川贝母五两，生晒研末，每服三钱，开水调下。或神曲糊丸如弹子大，开水化服亦可。……二方活人甚众，时比之普济消毒饮云。”

《回春录》中载：“仲夏，淫雨匝月，泛滥为灾。季夏，酷暑如焚，人多热病。沈小园者，患病于越，医者但知湿甚，而不知化热，投以平胃散数帖，壮热昏狂，证极危殆。返杭日，渠居停吴仲庄浼孟英视之，脉滑实而数，大渴溲赤，稀水旁流，与石膏、大黄，数下之而愈。仲庄欲施药济人，托孟英定一善法。孟英曰：余不敢（以）师心自用，考古惟叶天士甘露消毒丹、神犀丹二方，为湿温暑疫最妥之药。一治气分，一治营分，规模已具。即有兼证，尚可通融。司天在泉，不必拘泥。……但‘甘露’二字，人必疑为大寒之药，‘消毒’二字，世人或作外证之方。因易其名曰：普济解疫丹，吴君与诸好善之家，依方合送，救活不知若干人也。”

从上两书记载，可以认为本方出自叶天士之手。

（三）

甘露消毒丹的主治，王孟英在《温热经纬》中提到“湿温时疫”，并具体罗列了见症：“人在气交之中，口鼻吸受其气，留而不去，乃成湿温疫疠之病。而为发热倦怠，胸闷腹胀，肢酸咽肿，斑疹身黄，颐肿口渴，溺赤便秘，吐泻疟痢，淋浊疮疡等证。但看病人舌苔淡白，或厚腻，或干黄者，是暑湿热疫之邪，尚在气分，悉以此丹治之立效。并主水土不服诸病。”

也就是说，甘露消毒丹证属湿、热、毒邪蕴滞。只要见到舌苔呈湿热之象，湿邪仍留连气分，弥漫三焦，无论见症为何，都可用甘露消毒丹治疗。

（四）

本方组方着眼于给邪以出路，处处注意气机的流通。

针对湿邪，主要用了两组药物。一组是芳香化湿的藿香、白蔻仁、石菖蒲，化湿而散湿，使气机流通，湿邪不聚；另一组是清热利湿的滑石、茵陈、木通，导湿邪从小便而出。前组升浮，后组沉降，分消湿邪，使气机恢复升降。

针对热邪，主要也用了两组药物。一组是轻清上焦的黄芩、连翘、薄荷、射干、川贝母，清热侧重宣透；另一组是清热利湿的滑石、茵陈、木通，清热侧重导下。宣透与导下相伍，在分消热邪的同时，也起到了恢复气机升降的作用。

热聚则为毒，本方针对疫毒而设，但组方时并没有过分强调解毒。湿热清化，气机流通，热不得聚，不解毒而毒自散。较见毒解毒者，自是高出几分。

服用本方，患者往往表述咽喉清利，或胸脘清利，或头身清爽，自是湿去热清、气机流通的结果。

冉雪峰在《八法效方举隅》中，把甘露消毒丹列于“宣方”之下。“宣可去壅，六郁各有微甚，各有忌宜，病变纷纭，统括于一宣剂之内。”甘露消毒丹以宣治郁，值得临证体会。

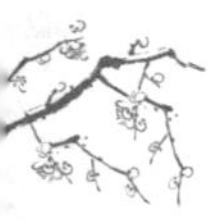

当然，本方如果确实出于叶天士之手，那也不过是随证用方之例，叶天士临证往往用法不用方。明晓本方立方之法，临证时自然也不必拘泥，用药加减当因证而施。

（五）

本方处处注重气机的流通，注意恢复气机的升降，在这点上，与李东垣普济消毒饮方的组方立意相同。

甘露消毒丹与普济消毒饮都为治疗疫毒而设，当代医家冉雪峰在《历代名医良方注释》中对两方作了比较："此方较普济消毒饮，尤为清超，彼侧重通外，此侧重清内；彼为清中之浊，此为清中之清。细译方制，微苦而不大苦，清利而不燥利，举重若轻，妙婉清灵，迥非庸手所能企及。普济方通外，而不遗清内；本方清内，而不遗通外。学者深维其所以然之故，则因应咸宜，头头是道矣。"

从方证角度分析，普济消毒饮证着重于疫毒壅滞上焦，而甘露消毒丹证侧重于湿热弥漫三焦。

上案中，尽管疫毒壅滞于上焦，但有脘腹痞胀见症，且舌苔厚腻，显为湿热弥漫之象。当然，选用普济消毒饮做一定的加减未尝不可，但较甘露消毒丹灵动不足。

方中加用了柴胡，合黄芩有和解少阳之用。加用了僵蚕、蝉衣、炒莱菔子，有合用升降散之意，手法效仿杨栗山治大头瘟以普济消毒饮合升降散。以生苡仁代茵陈，通草代木通，浙贝母代川贝母，去薄荷加桔梗，为笔者惯用加减。

（六）

甘露消毒丹与三仁汤都为治疗湿热病证的名方。方书多谓两方证区别在于湿热之多寡，甘露消毒丹用于湿热并重者，三仁汤用于湿重于热者。笔者始终对这类区别的实用性不明所以，因临证用方多为随证加减，倘甘露消毒丹减用清热药，是否可以治疗三仁汤证？三仁汤加用清热药，是否可以治疗甘露消毒丹证呢？

实际上，三仁汤证为湿热困阻于肺表，见症杂乱但不离肺表，主要为邪阻肺表、气机不畅表现。而甘露消毒丹证为湿热弥漫三焦，且伴热毒为患。见症也可见到邪阻三焦，气机不畅之表现，表现于肺表气机不畅时与三仁汤见症类同，但甘露消毒丹证突出表现为湿热困阻中焦和热毒壅滞上焦。

上案之所以选用甘露消毒丹而不用三仁汤的原因，即在于有热毒壅滞上焦之肿痛和湿热壅滞中焦之脘腹痞胀而苔厚腻。

曾治陈某，男，40岁。2011年6月17日初诊。

主诉近半月来头昏头重，精神欠佳，伴见睡眠欠佳，大便不爽，有汗，纳食尚可。舌质淡暗，舌苔薄白腻，脉濡。证属湿热困阻肺表，气机不展。治以清化湿热，宣畅气机为法。方用三仁汤加减。

处方：炒杏仁12g，白蔻仁（后下）6g，生薏苡仁18g，姜半夏9g，厚朴9g，通草3g，滑石（包煎）

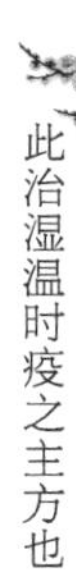

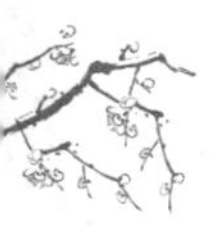

18g，竹叶 6g，石菖蒲 9g，蔓荆子 9g，浙贝母 12g。7 剂，水煎服。

上方服 7 剂，诸症明显好转，自行又服 7 剂，诸症全失。

又治张某，男，48 岁。2011 年 7 月 15 日初诊。

近 20 余天咽干、咽痛，口服西药及中成药效差。症见：咽干，咽痛，咽不利，喜清嗓，余无明显不适，纳食尚可，便调。舌质暗红，舌苔黄白腻，脉细弦缓。证属湿热内滞，治以清化湿热为法。方用甘露消毒丹加减。

处方：藿香 12g，白蔻仁（后下）6g，生薏苡仁 15g，滑石（包煎）18g，石菖蒲 9g，黄芩 12g，川木通 3g，浙贝母 12g，射干 12g，桔梗 12g。7 剂，水煎服。

药后痊愈。

上述两案，俱为方证不典型者。陈某案从舌象、脉象可辨为湿证。头昏头重为湿阻上焦清阳，精神欠佳为湿阻肺表气机，大便不爽为肺气肃降不足，睡眠欠佳也可看作上焦气机不展所致。无明显寒湿之象，结合季节气候，用方从湿热考虑。

张某案，并未见湿热弥漫三焦之象，只是从舌苔断为湿热证。尽管没有湿热困阻中焦之症，但也未见湿热困阻肺表之象。唯一见证为咽痛、咽不适，可辨为热毒之象，故选用治疗湿热毒邪之甘露消毒丹加减。

医生临证，所学的都是典型方证，所辨的大多是不典型方证。二者之间的桥梁，在于方证之理，在于医者之悟。

（七）

甘露消毒丹与龙胆泻肝汤同为治疗湿热毒邪之方，前者主治三焦湿热，后者主治肝胆湿热。理论上来讲，泾渭分明，然临证也能见到常中有变者。

曾治杜某，男，42岁。2010年8月27日初诊。

左耳疼痛3天，牵及左侧头痛，伴见面红身热，脘腹胀满，大便不爽，口干口黏。舌质暗红，舌苔黄腻，脉濡数。

证属湿热弥漫三焦，发于胆经。治以清热化湿为法，方用甘露消毒丹加减。

处方：藿香12g，白蔻仁（后下）6g，茵陈15g，滑石（包煎）18g，川木通3g，石菖蒲9g，黄芩12g，泽泻15g，柴胡12g，龙胆草6g。5剂，水煎服。

药后诸症悉退而痊愈。

按：通常来讲，耳痛牵及偏侧头痛，见苔黄腻、脉数者，多为肝胆湿热上攻，治用龙胆泻肝汤加减。本案证属湿热无疑，但口不苦，脉不弦，似不足以辨为肝胆湿热。如用龙胆泻肝汤加减，总觉勉强。

上有口干口黏，中有脘腹胀满，下有大便不爽，苔见黄腻，脉见濡数，可辨为三焦湿热。但主症是耳痛而非咽痛，是热毒发于胆经的表现，单用甘露消毒丹，似也不太贴切。

于是，笔者处方时，选用了甘露消毒丹为主方，但去掉了方中连翘、贝母、射干、薄荷清化上焦之品，

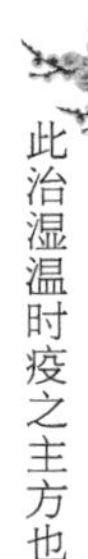

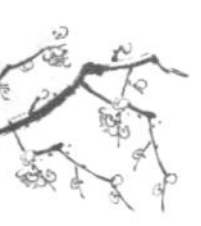

加用了柴胡、龙胆草、泽泻，合黄芩、茵陈清化肝胆湿热，实为甘露消毒丹合龙胆泻肝汤加减。

处方毕，有如欣赏自己的一件作品，竟心生愉悦之感。

（八）

甘露消毒丹治疗三焦、内外湿热，四味羌活汤治疗肌表、经络寒湿，理论上讲，两方所治病证是完全不同的。但临床用方是灵动的，在同一患者身上，笔者也常先后使用二方。兹举一例，可证用方无刻板可寻。

栗某，女，41 岁。2011 年 8 月 28 日初诊。

患“过敏性鼻炎”10 余年，平素屡发，但较轻，不服药或偶用“抗组胺药”，基本不影响生活、工作。近 1 月症状较甚，发作性喷嚏，流清涕量多，鼻塞，胸憋，皮肤时发红色斑丘疹，瘙痒明显。近 3 天咽痛明显，有汗，带多色黄。舌质暗红，舌苔腻色黄白，脉细弦缓。

证属湿热蕴滞。治以清化湿热为法，方用甘露消毒丹加减。

处方：藿香 12g，白蔻仁（后下）6g，生薏苡仁 15g，滑石（包煎）15g，通草 3g，黄芩 12g，辛夷（包煎）12g，僵蚕 12g，蝉衣 9g，葶苈子（包煎）12g，桔梗 12g，鸡内金 12g。4 剂，水煎服。

2011 年 9 月 1 日二诊：咽痛止，黄带止，鼻塞有好转，仍有发作性喷嚏，清涕量多、汗出畏风。近几日睡眠欠佳。3 年来右胁腹部时有坠胀痛感，近几日又有不适。舌质暗红，舌苔薄白腻，脉细弦缓。

证属痰阻气滞，营卫不和。治以理气化痰、调和营卫为法，方用温胆汤合桂枝龙骨牡蛎汤加减。

处方：姜半夏 9g，陈皮 9g，茯苓 15g，枳实 9g，竹茹 9g，生龙、牡（同煎）各 30g，桂枝 12g，赤芍 12g，鸡内金 12g，炙甘草 6g。7 剂，水煎服。

2011 年 9 月 8 日三诊：睡眠明显好转，喷嚏、清涕、汗出俱减轻，皮肤瘙痒、起疹不减。近 2 年来月经后期，经行不畅。本次月经按时而至，经行较畅，周身舒适。舌质淡暗，舌苔薄白腻，脉细弦缓。

证属寒湿郁滞肌表，治以祛风散寒除湿、调和营卫为法，方用四味羌活汤合桂枝龙骨牡蛎汤加减。

处方：羌活 9g，防风 9g，生苍术 12g，桂枝 9g，赤芍 12g，生龙、牡（同煎）各 30g，僵蚕 12g，蝉衣 9g，滑石（包煎）18g，鸡内金 12g，炙甘草 3g。7 剂，水煎服。

2011 年 9 月 16 日四诊：皮肤瘙痒、起疹已止，凌晨 4 ~ 5 时鼻涕多，其余鼻部症状俱已。现右胁腹坠胀痛感明显。舌质淡暗，舌苔薄白，脉细弦缓。

证属血虚肝寒，寒湿内滞。治以温化寒湿、畅行腑气为法，方用当归四逆汤加减。

处方：当归 12g，桂枝 9g，赤芍 12g，细辛 3g，通草 3g，吴茱萸 3g，生苍术 12g，厚朴 9g，葶苈子（包煎）12g，炙甘草 3g。7 剂，水煎服。

药后无不适，停药。

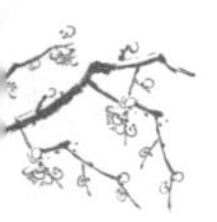

按：本案有拖沓冗长之嫌，但真实的临床也多如此。

本案可以诊断为鼻鼽（过敏性鼻炎），但治疗过程中始终方随证转，核心在证而不在病。

每诊所辨之证并不典型，选方用药似缺严谨。但每诊都有一个主要症状影响辨证用方，且每次用方对这一主要症状的疗效较好。

初诊抓住咽痛一症，结合舌苔黄腻，辨为湿热蕴滞，选用甘露消毒丹清化湿热，加用宣降肺气之品。

二诊抓住失眠一症，因睡眠不好可影响到他症的缓解。结合舌苔薄白腻，辨为痰气不畅，选用温胆汤加味行气化痰安神。同时抓住汗出畏风一症，辨为营卫不和，选用桂枝龙骨牡蛎汤和营卫、止虚汗。

三诊抓住皮肤痒疹一症，结合舌苔薄白腻，辨为肌表寒湿证，选用四味羌活汤祛风散寒、除湿止痒。

四诊抓住胁腹胀痛一症，结合舌质淡暗、舌苔薄白，参合前三诊俱有湿邪，辨为血虚肝寒，寒湿内滞，选用当归四逆汤加减温化寒湿、畅行腑气。

前后四诊，脉象始终无明显变化。于理不合，但临证似非少见。

（九）

关于湿热证。

清代医家薛雪著《湿热论》，自比“横空老鹤，一声长唳。”书中第一条列湿热证之提纲：“湿热证，始恶寒，后但热不寒，汗出胸痞，舌白或黄，口渴不引饮。”

自注云：“始恶寒者，阳为湿遏而恶寒，终非若寒伤于表之恶寒。后但热不寒，则郁而成热，反恶热矣。热盛阳明则汗出，湿蔽清阳则胸痞。湿邪内盛则舌白，湿热交蒸则苔黄。热则液不升而口渴，湿则饮内留而不引饮。”

“提纲中反不及脉者，以湿热之证，脉无定体。或洪或缓，或伏或细，各随证见，不拘一格，故难以一定之脉拘定后人眼目也。”

湿热病证成因：“湿热病属阳明、太阴经者居多。”“湿热之邪，从表伤者十之一二，从口鼻入者，十之八九”。“太阴内伤，湿饮停聚，客邪再至，内外相引，故病湿热。”可因外感，可因内伤。

上述记述，可谓经典。治湿热者，当遵此。

王孟英在本提纲条下批注：“甘露消毒丹最妙。”（见《温热经纬》）虽有言过其实之嫌，但足可供临证参考。

至于湿温、暑温，《温病条辨》所谓：“暑温者，正夏之时，暑病之偏于热者也。湿温者，长夏初秋，湿中生热，即暑病之偏于湿者也。”皆属湿热病证之范畴。

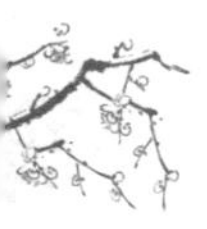

白虎乃秋金之气

——白虎汤漫谈

（一）

一方水土养一方人。

一方水土也养一方医。

每位医生都有其擅长以至喜好使用的方与药，也有其不喜好使用的方与药。从正面看，可谓其特色；从反面看，不排除偏执。

在很长一段时间里，我在临床上绝少使用石膏。

大概基于石膏是一味矿物质类药，需要先煎（部分患者不会煎药，一方中先煎、后下等特殊用法一多，往往影响煎药效果），对脾胃有一定影响，且部分患者抓到的药中石膏质量较差，等等。

白虎汤很少使用。即使使用麻杏石甘汤、小青龙加石膏汤等方时，也多以蝉衣、黄芩，或蝉衣、射干取代生石膏，意取辛寒。

后遇一例患儿，发热，舌红，舌苔偏少，脉数见洪。既无可汗之表，又无可下之里。既不可以小柴胡汤和解，又不宜用银翘散清宣，舍白虎汤清热别无他法。处以白虎汤，当日即热退，1 剂痊愈。

诊治此例患儿后，自己不觉哑然失笑，明白自己对石膏、对白虎汤确有偏见。当然，时至今日，白虎汤在笔者临证中使用频率仍然不高，这与所诊治的病证群有关。

中医治疗外感发热类病证，疗效是迅捷和稳定的，多能在1～2剂药内解决发热，至今西医的疗效都不能比及。有一年冬季，门诊上发热、咳嗽的患者突然多了起来，常理推测，当为“流感”。但仔细问诊，患者多为先有咳嗽，后有发热，如咳嗽3～4天，发热1天。这与常日所见先发热、后咳嗽是明显不同的。在这批患者的治疗中，麻杏石甘汤为必用方，且必用石膏。用他药代替石膏，对缓解咳嗽有效，但缓解发热效果欠佳。

看来，石膏有可代者，也有不可代者。

（二）

白虎汤出自《伤寒论》。

白虎汤的主药是生石膏。

《伤寒论》第176条：“伤寒，脉浮滑，此以表有热，里有寒，白虎汤主之。白虎汤方：知母六两，石膏一斤（碎），甘草二两（炙），粳米六合。上四味，以水一斗，煮米熟，汤成，去滓。温服一升，日三服。”

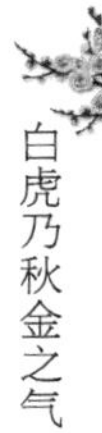

对本条文的解读，历代医家众说纷纭，有谓寒作“热之本”解，有谓寒作“邪”解，有谓寒作“痰”解，有谓寒字为“暍”字之误，有谓里字作“经络之里”解，有谓“表”、“里”二字为错简，有谓本条方

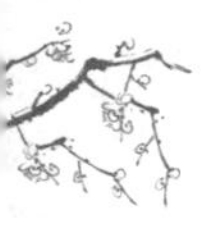

与证有错简。

白虎汤在《伤寒论》中共见于3个条文，除太阳篇的176条外，尚有阳明篇的219条“三阳合病”，厥阴篇的350条“脉滑而厥”。但合观此三条，我们都很难读出白虎汤的方证。

经方学是由《伤寒论》之源和后世历代注疏者和临证者之流汇聚而成的。没有流，我们很难探其源。

后世医家把白虎汤列为治疗阳明热证的主方。其病机主要为里热弥漫于表里，既不同于承气汤证之里热蕴结，又有别于太阳病之表热闭郁。主症为高热、汗出、不恶寒、口渴、心烦、脉滑数或洪数等，即通常所说的“四大”症：身大热、大汗出、大烦渴、脉洪大。

对白虎汤的方解，方书多谓石膏、知母清阳明弥散之热，粳米、甘草护胃和中。近代医家张锡纯在《医学衷中参西录》中对本方有较精彩的方解：“方中重用石膏为主药，取其辛凉之性，质重气轻，不但长于清热，且善排挤内蕴之热息息自毛孔达出也；用知母者，取其凉润滋阴之性，即既可佐石膏以退热，更可防阳明热久者之耗真阴也；用甘草者，取其甘缓之性，能逗留石膏之寒凉不致下趋也；用粳米者，取其汁浆浓郁，能调石膏金石之药，使之于胃相宜也。药止四味，而若此相助之理，俾猛悍之剂，归于和平，任人放胆用之，以挽回人命于垂危之际，真无尚之良方也。”

（三）

白虎汤原本治疗伤寒阳明热证，后被温病学家移用于治疗温病气分热证。

石膏，和以石膏为主药的白虎汤，是古代中医治疗发热性病变极其常用和极其重要的方与药。

吴鞠通在《温病条辨》中对白虎汤的方解："石膏清肺胃之热，知母清金保肺而治阳明独胜之热，甘草清热解毒和中，粳米清胃热而保胃液，白粳米阳明燥金之岁谷也。"白虎汤清解上、中焦肺、胃之热。

白虎汤证及白虎汤类证也见于"上焦篇"和"中焦篇"中。

上焦篇第七条："太阴温病，脉浮洪，舌黄，渴甚，大汗，面赤，恶热者，辛凉重剂白虎汤主之。"

白虎汤由治疗伤寒阳明病，进而治疗温病太阴病，属治疗范围的扩大。并且首次以"辛凉重剂"命名。

很多临证者习惯性认为，白虎汤清阳明、泻胃热，治热、治里、治中焦。在《温病条辨》中，白虎汤首先是以治肺、治卫、治上焦的身份出现的，与桑菊饮、银翘散同属辛凉之剂、治太阴肺卫之剂，只是有作用轻、平、重之不同。

当然，有学者对此提出异议。如当代医家岳美中在《岳美中医案集》中明确指出："吴谓白虎汤治在手太阴肺经之热邪，非是。石膏、知母究是阳明胃经药，若治肺经，则须麻黄、石膏，细读《伤寒论》自知。"

实际上，此处岳老犯以伤寒解温病之误。伤寒太

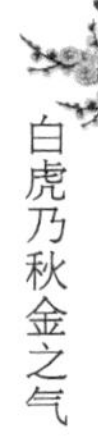

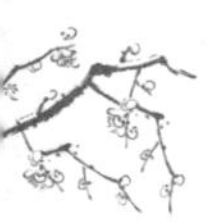

阳病与温病太阴病完全不同，石膏治伤寒太阳病需伍麻黄，治温病太阴病则伍知母。

上焦篇第九条："白虎本为达热出表，若其人脉浮弦而细者，不可与也。脉沉者，不可与也。不渴者，不可与也。汗不出者，不可与也。常须识此，勿令误也。"

这就是后世所说的白虎汤"四禁"。

按吴鞠通原意，守此四禁、用之得当者，白虎汤"有立竿见影之妙"；犯此四禁、用之不当者，"祸不旋踵"。但后世医家也有提出不同意见者。

近代医家张锡纯在《医学衷中参西录》中指出："近世用白虎汤者，恒恪守吴氏四禁……其四条之中，显有与经旨相反之两条，若必奉之为金科玉律，则此救颠扶危挽回人命之良方，几将置之无用之地。愚非好辩，而为救人之热肠所迫，实有不能已于言者。按前两条之不可与，原当禁用白虎汤矣。至其第三条谓不渴者不可与也，夫用白虎汤之定例，渴者加人参，其不渴者即服白虎汤原方，无事加参可知矣，吴氏以为不渴者不可与，显与经旨相背矣。且果遵吴氏之言，其人若渴则可与以白虎汤，而亦无事加参矣。不又显与渴者加人参之经旨相背乎？至其第四条谓汗不出者不可与也，夫白虎汤三见于《伤寒论》，惟阳明篇中所主之三阳合病有汗，其太阳篇所主之病及厥阴篇所主之病，皆未见有汗也。仲景当日未见有汗即用白虎汤，而吴氏则于未见有汗者禁用白虎汤，此不又显与经旨相背乎？且石膏原具有发表之性，其汗不出者不正可借以发其汗乎？且即吴氏所定之例，必其人有汗且兼渴者始可用白虎汤，然阳明实热之证，渴而兼汗出者，十人之中不过一二人，是不几将白虎汤置之无用之地乎？夫吴氏为清季名医，而对于白虎汤竟误设禁忌若此，彼盖未知石膏之性也。”

本段议论评判的标尺是是否与经旨相背。吴鞠通作《温病条辨》是为羽翼伤寒，而非抄袭伤寒。实际上，吴鞠通的白虎汤“四禁”是专为外感温病而设，从外感温病角度去解读“四禁”，非常切合临床。但不可以泛用于伏气温病和伤寒，后世医家对“四禁”的批评主要原因在于四禁不完全适用于伏气温病和伤寒。

上焦篇第八条：“太阴温病，脉浮大而芤，汗大出，微喘，甚至鼻孔扇者，白虎加人参汤主之。脉若散大者，急用之倍人参。”

《伤寒论》中，白虎加人参汤治疗白虎汤证而见气阴两伤者，症见“大烦渴不解、脉洪大”等表现。吴鞠通在此条中指出脉“浮大而芤”、脉“散大”，并作注解：“浮大而芤，几于散矣，阴虚而阳不固也。补阴药有鞭长莫及之虞，惟白虎退邪阳，人参固正阳，使阳能生阴，乃救化源欲绝之妙法也。”

人参，《神农本草经》中性味为甘寒，后世部分伤寒注家在解读白虎加人参汤时仍释人参为甘寒，也有部分学者临证以西洋参或沙参代方中人参。而我们现在在临床上所用到的人参确为甘温而非甘寒，白虎加人参汤方中的人参也当为甘温补气之品，吴鞠通在这里释为“固正阳”，可谓有识之见。甘寒之品是无力

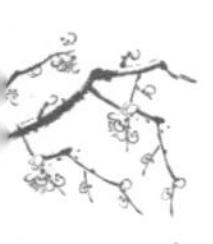

“救化源欲绝”的。

上焦篇第十六条：“太阴温病，不可发汗。发汗而汗不出者，必发斑疹。汗出过多者，必神昏谵语。发斑者化斑汤主之……”

化斑汤即白虎汤加玄参、犀角。

在白虎汤基础上，张仲景衍化出白虎加人参汤、白虎加桂枝汤。吴鞠通在此衍化出化斑汤。

本证的成因，是误把温病太阴病作伤寒太阳病治疗。

上焦篇第二十二条：“形似伤寒，但右脉洪大而数，左脉反小于右，口渴甚，面赤，汗大出者，名曰暑温，在手太阴，白虎汤主之。脉芤甚者，白虎加人参汤主之。”

张仲景在《金匮要略》中用白虎加人参汤治疗“太阳中热者，暍是也。汗出恶寒，身热而渴，白虎加人参汤主之。”暍，即中暑，暑热耗气伤津，故选用白虎加人参汤清暑热，益气津。吴鞠通在本条中选用白虎汤作为治疗暑温的主方，并作注解：“首白虎例者，盖白虎乃秋金之气，所以退烦暑，白虎为暑温之正例也。其源出自《金匮》，守先圣之成法也。”同时从脉象区别何时使用白虎加人参汤。

上焦篇第二十六条：“手太阴暑温，或已经发汗，或未发汗，而汗不止，烦渴而喘，脉洪大有力者，白虎汤主之。脉洪大而芤者，白虎加人参汤主之。身重者，湿也，白虎加苍术汤主之。汗多脉散大，喘喝欲脱者，生脉散主之。”

暑病夹湿，《金匮要略》中用一物瓜蒂汤治疗，吴鞠通在此条中选用白虎加苍术汤治疗。同时补出暑伤气阴、正气欲脱之生脉散证。

宋代医家许叔微在《普济本事方》白虎加苍术汤方下说："予素有停饮之疾，每至暑月，两足汗未尝干，每服此药，二三盏即便愈。"并非典型暑证，可供临证参考。

上焦篇第四十条："太阴伏暑……脉洪大，渴甚，汗多者，仍用白虎法。脉虚大而芤者，仍用人参白虎法。"

反复强调白虎汤证与白虎加人参汤证在脉象上的不同。

上焦篇第五十条："骨节疼烦，时呕，其脉如平，但热不寒，名曰温疟，白虎加桂枝汤主之。"

此条源自《金匮要略》，吴鞠通对方药做了注解："以白虎保肺清金，峻泻阳明独胜之热，使不消铄肌肉。单以桂枝一味，领邪外出，作向导之官，得热因热用之妙。"

后世多用本方治疗热痹。

中焦篇第一条："面目俱赤，语声重浊，呼吸俱粗，大便闭，小便涩，舌苔老黄，甚则黑有芒刺，但恶热，不恶寒，日晡益甚者，传至中焦，阳明温病也。脉浮洪，燥甚者，白虎汤主之。脉沉数有力，甚则脉体反小而实者，大承气汤主之。"

张仲景在《伤寒论》中，反复从复杂的临床表现中结合脉象辨别白虎汤证与承气汤证。吴鞠通在本条

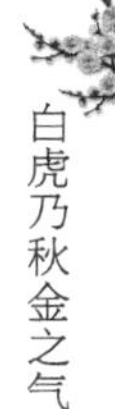

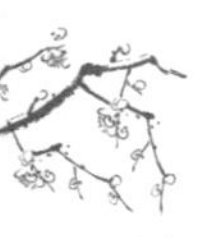

中，重点从脉象辨识，并解释道："或用白虎，或用承气者，证同而脉异也。浮洪燥甚，邪气近表，脉浮者不可下。凡逐邪者，随其所在，就近而逐之。脉浮则出表为顺，故以白虎之金飙以退烦热。若沉小有力，病纯在里，则非下夺不可矣，故主以大承气。"

白虎汤和承气汤，分别体现着温病治法中的清、下两法。太阴温病，邪热弥漫，用白虎汤之清法，似无疑义。而阳明温病，已见舌苔老黄、大便闭、小便涩，如脉浮洪，仍用白虎汤之清而不用承气汤之下，值得临证注意。细读《医学衷中参西录》，体会张锡纯对生石膏和白虎汤的认识和应用，就可明白这一认识的可贵。

中焦篇第十三条："下后无汗，脉浮者，银翘汤主之。脉浮洪者，白虎汤主之。脉洪而芤者，白虎加人参汤主之。"

误治后，仍宜"随证治之"，总需"凭脉辨证"。

中焦篇第二十一条："阳明斑者，化斑汤主之。"

同上焦篇第十六条，热在气分，波及血分，故加入血凉血之品。

中焦篇第七十五条："疮家湿疟，忌用发散，苍术白虎汤加草果主之。"

阳明之热与太阴之湿相合为患，故"以白虎辛凉重剂，清阳明之热湿，由肺卫而出。加苍术、草果，温散脾中重滞之寒湿，亦由肺卫而出。阳明阳土，清以石膏、知母之辛凉；太阴阴土，温以苍术、草果之苦温。适合其脏腑之宜，矫其一偏之性而已。"忌辛温发散，但始终注意给邪以出路。

《温病条辨》中，白虎汤证及白虎汤类证共出现在上述 11 条中，从中可以读出吴鞠通对白虎汤方的认识和应用是在继承《伤寒论》的基础上又有所发展的。

（四）

清瘟败毒饮是治疗疫病名方，由白虎汤加减而成。

清瘟败毒饮出自清代医家余师愚《疫疹一得》。

主治："清瘟败毒饮：治一切火热，表里俱盛，狂躁烦心，口干咽痛，大热干呕，错语不眠，吐血衄血，热盛发斑。不论始终，以此为主。"

组成："生石膏（大剂六两至八两，中剂二两至四两，小剂八钱至一两二钱），小生地（大剂六钱至一两，中剂三钱至五钱，小剂二钱至四钱），乌犀角（大剂六钱至八钱，中剂三钱至四钱，小剂二钱至四钱），真川连（大剂四钱至六钱，中剂二钱至四钱，小剂一钱至一钱半），生栀子、桔梗、黄芩、知母、赤芍、玄参、连翘、竹叶、甘草、丹皮。"

用法："疫证初起，恶寒发热，头痛如劈，烦躁谵妄，身热肢冷，舌刺唇焦，上呕下泄。六脉沉细而数，服用大剂；沉而数者，用中剂；浮大而数者，用小剂。如斑一出，即用大青叶，量加升麻四五分，引毒外透。"

并谓："此内化外解，浊降清升之法。治一得一，治十得十。"

面对瘟疫的暴发与流行，古代中医唯一能用的就

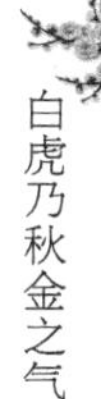

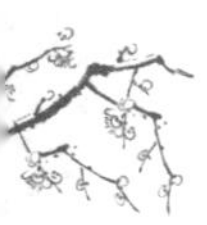

是“纯中医治疗”，使用大剂方药、多次频饮的方法往往是取效的保证。制方者是基于“与其束手待毙，不如含药而亡”制作本方的。当然，现代医疗条件下，中医中药与西医西药合力救治，不一定需要如此大剂，但这并不妨碍我们对该方的学习与应用。

方中主药是石膏。书中谓:“此十二经泄火之药也。斑疹虽出于胃，亦诸经之火有以助之。重用石膏直入胃经，使其敷布于十二经，退其淫热。”“此皆大寒解毒之剂，故重用石膏，先平甚者，而诸经之火自无不安矣。”

余师愚在“自序”中也提到:“……因读本草言石膏性寒，大清胃热；味淡而薄，能表肌热；体沉而降，能泄实热。恍然大悟，非石膏不足以治热疫，遇有其疫，辄投之，无不得心应手。三十年来，颇堪自信，活人所不治者，笑难罄述。”

本方如用吴鞠通创立的外感温病理论去解读，三焦同治，气血不分，颇不合法度。本方主治当属伏气温病范畴，温邪自内发外，表里三焦弥漫，故表里、三焦、气血同治，而倚重于石膏之清里达表。

（五）

吴鞠通在白虎汤“四禁”中提到“汗不出者，不可与也。”实际上这一条只适用于外感温病以及伤寒阳明病，不适用于伏气温病。对于外感温病和伤寒阳明病来说，服用白虎汤往往热退汗止。对于伏气温病来说，服用白虎汤往往汗出热退。于是，临床可观察到服用白虎汤似有止汗之效，也有发汗之功。

关于这一点，近代医家冉雪峰在《冉氏方剂学》中作了解读："后贤或释此方为止汗剂，或释此方为发汗剂，两两相反，实可会通。盖热壅肌腠，汗腺胀闭，清其热则汗可出；热邪外逼，津液不固，清其热则汗可止。止汗发汗，非一药之两歧，乃适用之各当病机。其实本方非止汗剂，更非发汗剂也。若虚寒相搏，玄府不摄，此等汗，而可以此方止之乎？外寒闭塞，内阳不宣，此等汗，而可以此方发之乎？学者当实事求是，勿徒读古书，而死于句下，斯得之矣。"

（六）

口渴一症，是使用白虎汤的重要依据之一。吴鞠通在白虎汤"四禁"中也提到"不渴者，不可与也。"而临证有常又有变，医者每需知常达变。

《程杏轩医案》中有"汪氏妇热病喜饮沸汤"一案："汪氏妇患热病，壮热不退，目赤唇干，舌黑起刺，便闭溲赤，诊脉弦数有力，应用清剂无疑。试问：渴乎？曰不甚渴，惟喜饮沸汤数口，稍凉即不欲思。如此热证，当渴饮水，何反嗜饮沸汤？若以此一端而从阴治，似乎不可。偶忆律云：二罪俱犯，以重者论。今脉证均属阳热，乌可以喜饮沸汤一事为疑。先与小白汤，病状仿佛，知其药不胜病，乃进大剂白虎汤，石膏重用四两，因其胃热上冲，呕恶不食，更加芦根、竹茹为引，另取元明粉蜜拌涂舌，以润其燥。如此寒凉迭进，阅十四朝，始得热退神清，便通舌润。使拘

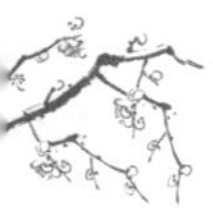

古法，以喜热从阴而投温药，不几抱薪救火乎？孟子云：尽信书，则不如无书。斯言可证矣。"

笔者数年前读及本案，记忆尤深。

（七）

白虎汤治疗外感热病，有内伤病似外感热病者。如李东垣指出当归补血汤证表现与白虎汤证表现类同，补中益气汤证也可与白虎汤证表现类同，等等。

李东垣在《内外伤辨惑论》卷上专设一节辨别内伤病与阳明中热证的异同："复有一等，乘天气大热之时，在于路途中劳役得之，或在田野间劳形得之；更或有身体薄弱，食少劳役过甚；又有修善常斋之人，胃气久虚，而因劳役得之者。皆与阳明中热白虎汤证相似，必肌体扪摸之壮热，必躁热闷乱，大恶热，渴而饮水，以劳役过甚之故。亦身疼痛，始受病之时，特与中热外得有余之证相似，若误与白虎汤，旬日必死。此证脾胃大虚，元气不足，口鼻中气皆短促而上喘，至日转以后，是阳明得时之际，病必少减。若是外中热之病，必到日晡之际，大作谵语，其热增加，大渴饮水，烦闷不止。其劳役不足者，皆无此证，尤易为分解。若有难决疑似之证，必当待一二日而求医治疗，必不至错误矣。"

（八）

李东垣用白虎汤和白虎加人参汤治疗内伤消渴病。

在《兰室秘藏》"消渴门"中，共载有七首方剂，全部用到了石膏、知母、生甘草三味药，其中有两方用到了人参。

"消渴论"阐述了如此用方的理论依据："《阴阳别论》云：二阳结谓之消。《脉要精微论》云：瘅成为消中。夫二阳者，阳明也。手阳明大肠主津，病消则目黄口干，是津不足也；足阳明胃主血，热则消谷善饥，血中伏火，乃血不足也。结者，津液不足，结而不润，皆燥热为病也……高消者，舌上赤裂，大渴引饮，《逆调论》云心移热于肺，传为膈消者是也，以白虎加人参汤治之……洁古老人分而治之，能食而渴者，白虎加人参汤；不能食而渴者，钱氏方白术散倍加葛根治之。"

值得注意的是，李东垣治消渴，所用石膏、知母、生甘草的剂量极小。七首方剂中，有五首方剂是煎剂。在这五首煎剂方中，石膏最大用量是一钱五分，最小用量是四分；知母最大用量是一钱，最小用量是五分；生甘草最大用量是五分，最小用量是三分。

如此小量，一方面是基于治疗内伤病的理念。另一方面，李东垣在"消渴论"中进行了理论阐述："以寒治热，虽方士不能废其绳墨而更其道也。然脏腑有远近，心肺位近，宜制小其服；肾肝位远，宜制大其服，皆适其治所为故。如过与不及，皆诛罚无过之地也。如高消、中消，制之太急，速过病所，久而成中满之病，正谓上热未除，中寒复生者也。非药之罪，失其缓急之制也。处方之制，宜加意焉。"

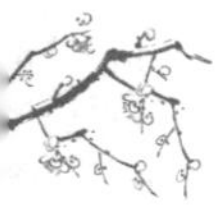

（九）

《名医类案》："东垣治一人，二月病伤寒发热，医以白虎汤投之，病者面黑如墨，本证不复见，脉沉细，小便不禁，奈初不知用何药。及诊之曰：此立夏前误用白虎之过，白虎大寒，非行经之药，止能寒脏腑，不善用之，则伤寒本病曲隐于经络之间，或更以大热之药救之，以苦阴邪，则他证必起，非所以救白虎也。有温药之升阳行经者，吾用之。（升阳行经药：干葛、升麻、防风、白芷、参、芪、苍术、白芍、甘草。）有难者曰：'白虎大寒，非大热，何以救？君之治奈何？'李曰：'病隐于经络间，阳不升则经不行，而本证见矣，又何难焉。'果如其言而愈。"

此案可见于《东垣试效方》。

本案提到误用白虎汤之害，且提出救误之一途，可供临证参考。

案中提到"立夏前误用"，此属于易水学派惯用的"因时用药"范畴，即用方用药注意随四时、节气而变化。

张元素在《医学启源》中谈到白虎汤时明确指出："此药立夏后、立秋前可服，春时及秋后并亡血虚人不宜服。"

王好古在《此事难知》中说："春不服白虎，为泻金也；秋不服柴胡，为泻木也。此言体之常。"

成无己、朱肱、陶华等医家也有类似论述。

而清代医家柯韵伯在《伤寒来苏集》中则指出：

“陶氏以立夏后立秋前天时不热为拘，误人最甚。乌知方因证立，非为时用药也。”

表面上看来，主张也好，反对也罢，这仅仅是针对使用白虎汤该不该有四时、节气限制。应该说，使用白虎汤必须注重四时、节气，但又不能拘泥于四时、节气。

深一层讲，折射到李东垣这一案例中，我们又能看出，所谓的立夏前、立秋后，所谓的春与秋，实质上体现的是气机的升浮降沉。我们在使用白虎汤时，必须注重脏腑的升浮降沉、方药的升浮降沉以及病气的升浮降沉。

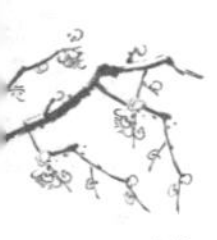

荡涤肠胃，推陈致新

——大承气汤漫谈

（一）

大承气汤出自《伤寒论》，是治疗阳明腑实证的代表方剂之一。

中医对人体生理与病理的认识，立足于一“气”字。而气的运动，无非升降出入而已。《内经》谓：“升降出入，无器不有。”又谓：“出入废则神机化灭，升降息则气立孤危。”

而阳明腑气的畅通与否，会直接影响到人体气机的升降出入。

更何况在伤寒热病中，伴随气机阻滞的是邪热的郁滞。邪热一方面耗气伤津，另一方面冲逆犯及其他脏腑。

于是，具有通下阳明腑实的大承气汤，是历代医家在治疗热病时起死回生的常用方之一。

（二）

大承气汤：“大黄四两（酒洗），厚朴半斤（炙，去皮），枳实五枚（炙），芒硝三合。上四味，以水一升，先煮二物，取五升，去滓，内大黄，更煮取二升，去滓，内芒硝，更上微火一两沸，分温再服。得下，余勿服。”

方中以何药为君？

多数学者认为大黄为君。明代医家吴又可在《温疫论》中说：“三承气功效俱在大黄，余皆治标之品也。”清代医家邹澍在《本经疏证》中指出：“三承气汤中，有用枳、朴者，有不用枳、朴者；有用芒硝者，有不用芒硝者；有用甘草者，有不用甘草者。惟大黄则无不用，是承气之名，固当属之大黄。况厚朴三物汤，即小承气汤，厚朴分数且倍于大黄，而命名反不加承气字，犹不可见承气不在枳、朴乎？”

较有代表性的方解，如清代医家钱潢在《伤寒溯源集》中写道：“其制以苦寒下泄之大黄为君，咸寒软坚下走之芒硝为臣，又以辛温下气之厚朴为佐，破气泻满之枳实为使……”

大承气汤以大黄为君，当无疑义，也符合临证。大黄在《神农本草经》中列为下品，“味苦、寒。主下瘀血、血闭、寒热，破癥瘕积聚，留饮宿食，荡涤肠胃，推陈致新，通利水谷，调中化食，安和五脏。”盖大承气汤方中取其“荡涤肠胃，推陈致新”之功以治“胃家实”。

当然，也有学者不同意以大黄为君者。不同的意见往往可从另一个视角去更好地理解本方的组成与应用。

如宋代医家成无己在《伤寒明理论》中认为枳实

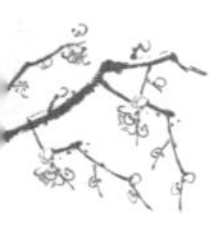

溃坚破结为君，而荡涤燥热之大黄为使。清代医家柯韵伯在《伤寒来苏集》中认为厚朴为君："夫诸病皆因于气，秽物之不去，由于气之不顺，故攻积之剂必用行气之药以主之……厚朴倍大黄，是气药为君，名大承气；大黄倍厚朴，是气药为臣，名小承气。"

而《医宗金鉴》中则认为四药当随证为君："诸积热结于里而成满痞燥实者，均以大承气汤下之也。满者，腹胁满急䐜胀，故用厚朴以消气壅；痞者，心下痞塞硬坚，故用枳实以破气结；燥者，肠中燥屎干结，故用芒硝润燥软坚；实者，腹痛大便不通，故用大黄攻积泻热。然必审四证之轻重，四药之多少，适其宜，始可与也。若邪重剂轻，则邪气不服；邪轻剂重，则正气转伤，不可不慎也。"

（三）

大承气汤方证在《伤寒论》中占了较多的篇幅，后世学者对其适应证精简归纳为"痞、满、燥、实"。《医宗金鉴》中指出："积热结于里，而成满痞燥实者，均以大承气汤下之。"当代医家聂惠民教授在《伤寒论与临证》一书中总结："结合《伤寒论》中的有关条文，应用大承气汤的辨证要点是：腹满硬痛、大便秘结、潮热、谵语、手足濈然汗出、舌苔黄燥、脉沉实或沉迟有力等；甚者则不识人、循衣摸床、惊惕不安、微喘直视，或目中不了了、睛不和；或阳明病发热汗多，或发汗不解腹满而痛等。"

值得注意的是，在阳明病篇和少阴病篇中，分别有三条条文提到“急下之，宜大承气汤。”这就是后世学者所说的阳明三急下证和少阴三急下证。通常认为，阳明急下三法是急下以存胃津，少阴急下三法是急下以存肾液。

但仔细阅读这六条条文（分别是254条、255条、256条、320条、321条、322条），很难读出“痞满燥实”俱备，并且也不存在“但见一证便是”的情况。验之于临床，急重之热病，误治或拖延病日，往往可见正气不支而需急治以祛邪存正；而病至危重期，由于正气的不足，正气无力与邪交争，临床表现往往不典型。此时需医者知常达变，圆机活法。

罗天益在《卫生宝鉴》中载一案：“南省参议官德甫，至元甲戌三月间，赴大都，路感伤寒证。勉强至真定，馆于常参谋家。迁延数日，病不瘥。总府李经历并马馆事来求治，予往视之。诊得两手六脉沉数，外证却身凉，四肢厥逆，发斑微紫见于皮肤，唇及齿龈破裂无色，咽干声嗄，默默欲眠，目不得闭，精神郁冒，反侧不安。此证乃热深厥深变成狐惑，其证最急。询之从者，乃曰：自内丘县感冒头痛，身体拘急，发热恶寒，医以百解散发之，汗出浃背，殊不解。每经郡邑，治法一同，发汗极多，遂治如此。予详其说，兼以平昔膏粱积热于内，已燥津液，又兼发汗过多，津液重竭，因转属阳明，故大便难也。急以大承气下之，得更衣，再用黄连解毒汤，病减大半，复与黄连犀角汤，数日而安。自此德甫交情愈厚矣。”

本案因于伤寒后过汗。

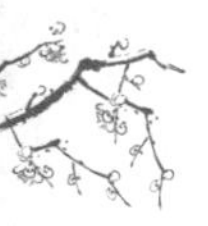

从读案的角度分析，本案用大承气汤似也在情理之中。但临床上面对此类患者，要辨出大承气汤证而断然使用大承气汤，并不是多数医者所能做到的。现在的临床，这类患者大多住院观察、治疗，不至于死，但总不若“急以大承气汤下之”快捷。

（四）

后世医者对于大承气汤的认识，多着眼于攻下泻实，于是部分学者从另一个侧面强调，大承气汤非专为泻实而设，泻热存阴为其治疗目的。

清代医家钱潢在《伤寒溯源集》中指出：“热邪归胃，邪气依附于宿食粕滓而郁蒸煎迫，致胃中之津液枯竭，故发潮热而大便硬也。若不以大承气汤下之，必致热邪败胃，谵语狂乱，循衣摸床等变而至不救。故必咸寒苦泄之药，逐使下出，则热邪随宿垢而泄，犹釜底抽薪，薪去则火亦随薪而出矣。然非必宿垢满实而泄之也，胃中之热邪盛者，亦在所必用，古人所谓用之以逐热邪，非下糟粕也。”

《长沙方歌括》中引用清代医家张隐庵论述：“伤寒六经，止阳明、少阴有急下证。盖阳明秉悍热之气，少阴为君火之化。在阳明而燥热太甚，缓则阴绝矣；在少阴则火气猛烈，勿戢将自焚矣。非肠胃之实满也。若实在肠胃者，虽十日不更衣，无所苦也。仲师所云急下六证，若究省不到不敢急下，致病此者鲜有能生之。且予尝闻之曰：痞、满、燥、实、坚五证皆备，然后可下。噫，当下者全不在此五证。”

（五）

大承气汤去芒硝，减枳实、厚朴用量，为小承气汤，用于热结不甚者。

方以示法，方以示例，经方也不例外，临证者总宜随证处方用药。在处大、小承气汤方时，每味药的用量都当因证而施，因人而异。基于此，大、小承气汤两方的主要区别，对于临证者而言，主要在于有无芒硝。

《伤寒论》在大承气汤方证中多次提到“燥屎”，如215条：“阳明病，谵语，有潮热，反不能食者，胃中必有燥屎五六枚也；若能食者，但硬耳，宜大承气汤下之。”（条文中用倒装文法，“宜大承气汤下之”，应接在“胃中必有燥屎五六枚也”句下。）此为古人临证观察所得。患者在服泻下药后，在泻下之稀水粪便中，杂有坚硬之燥屎如球形，粒粒可数。燥屎排尽，诸症缓解。如腹中仍遗有燥屎，症状即不能完全缓解，且数小时后缓解之症状又复加重。而临证体会，泻下燥屎必用芒硝，此即本草书中所说芒硝“润燥软坚”。王好古《此事难知》中在解读大承气汤时明确指出：“芒硝治肠转矢气，内有燥屎。”单用大黄，或配枳实、厚朴，通常无法泻下燥屎。盖大、小承气汤方证之区别主要在于腹中有无燥屎。

（六）

大承气汤去枳实、厚朴，增芒硝用量，加炙甘草，

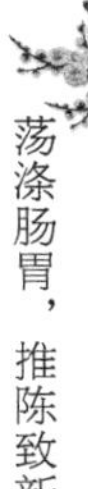

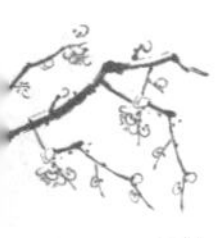

为调胃承气汤。

方书多谓调胃承气汤有泻热和胃、润燥软坚之功，与小承气汤相比，长于泻热，短于泻实。

大黄、芒硝相须为用，泻热通便，加炙甘草和中缓急，却又减缓大黄、芒硝泻下之功。故相对来讲，调胃承气汤长于泻热，在泻热中有和胃之功。

但方中毕竟大黄、芒硝并用，倘临证者使用较大量，其泻下力量仍然可大，仍然可以有很好的泻实之功。因此，单从长于泻热的角度去认识和应用调胃承气汤似有片面之嫌。

方中有芒硝的润燥软坚，调胃承气汤是可以治疗燥屎内结之阳明腑实证的，只是泻下力量较大承气汤和缓而已。

罗天益在《卫生宝鉴》中载一案："静江府提刑李君长子，年一十九岁，至元壬午四月间，病伤寒九日。医者作阴证治之，与附子理中丸数服，其证增剧。别易一医作阳证，议论差互，不敢服药。李君亲来邀请予为决疑，予避嫌辞。李君拜泣而告曰：太医若不一往，犬子只待死矣。不获已遂往视之。坐间有数人，予不欲直言其证，但细为分解，使自忖度之。凡阳证者，身须大热而手足不厥，卧则坦然，起则有力，不恶寒，反恶热，不呕不泻，渴而饮水，烦躁不得眠，能食而多语，其脉浮大而数者，阳证也。凡阴证者，身不热而手足厥冷，恶寒蜷卧，面向壁卧，恶闻人声，或自引衣盖覆，不烦渴，不欲食，小便自利，大便反快，其脉沉细而微迟者，皆阴证也。诊其脉沉数得六七至，其母云，夜来叫呼不绝，全不得睡，又喜冰水。予闻其言，阳证悉具，且三日不见大便，宜急下之。予遂秤酒煨大黄六钱，炙甘草二钱，芒硝二钱，水煎服之。至夕下数行，燥粪二十余块，是夜汗大出。翌日又往视之，身凉脉静矣。”

本案为燥屎内结之腑实证，用调胃承气汤下之而愈。用大承气汤抑或可愈，但不宜用小承气汤。

（七）

刘河间以“火热”立论，治疗火热病症力主气机流通，大承气汤当为泻热开结最为得力之方。《素问玄机原病式》在论及伤寒时指出：“又如表热服石膏、知母、甘草、滑石、葱、豉之类寒药，汗出而解者；及热病半在表半在里，服小柴胡汤寒药，能令汗而愈者；热甚服大柴胡汤下之，更甚者小承气汤、调胃承气汤、大承气汤下之……凡治上下中外一切怫热郁结者，法当仿此，随其浅深，察其微甚，适其所宜而治之。”《伤寒直格论方》中指出：“若论善开郁结怫热峻疾，得利而效至大，设未全除而亦难再郁结者，大承气也。”“由是观之，而缓下、急下，善开发而难郁结，可通用者，大承气汤最为妙也。”

但，仲景以下，医道日浅，“桂枝下咽，阳盛则毙；承气入胃，阴盛则亡”在临证并非罕见，敢用、善用经方者在医者中并不占多数。于是，“守真为此虑，恐麻黄、桂枝之误，遂处双解散，无问伤风、伤寒，内外诸邪，皆能治疗……守真又恐承气有三，恐

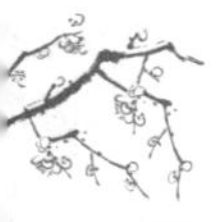

有过焉不及之患，遂处三一承气以总之。”

三一承气汤，即大承气汤加甘草：“大黄半两（锦纹）、芒硝半两、厚朴半两（去皮）、枳实半两、甘草一两。上锉，如麻豆大，水一盏半，生姜三片，煎至七分，内硝，煎二沸，去滓服。”（《黄帝素问宣明论方》）

《伤寒直格论方》中说：“故今加甘草名曰三一承气汤，通治三承气汤证，于效甚速而无加害也。然以其甘草味能缓急润燥，而又善以和合诸药而能成功，故本草云国老子也。是以大承气汤得其甘草则尤妙也。然此一方，是三承气汤合而为一也，善能随证消息，但有此方，不须复用大、小、调胃承气等汤也。”

三一承气汤中，甘草倍量于其余四味药，大大缓解了大承气汤的攻泻作用，即使误投，变证也缓，救误较易。这样一来，客观上可以减少因庸医误治而不可救逆之病例，也利于中医学的推广。但，毕竟三承气汤证并非一证，人为地合三证为一证，其辨证、用方的精准度自会大打折扣，不利于中医学的发展。

王好古在《此事难知》中谈到大、小、调胃三承气汤时就明确指出：“以上三法，不可差也。若有所差，则无形者有遗。假令调胃承气证，用大承气下之，则愈后元气不复，以其气药犯之也；大承气证，用调胃承气下之，则愈后神痴不清，以其气药无力也；小承气证，若用芒硝下之，则或下利不止，变而成虚矣。三承气岂可差乎？”

（八）

在伤寒的治疗中，先表后里是很重要的治疗原则之一。阳明病的治疗中，表邪未解，是不可以使用承气汤攻下的。如《伤寒论》189条："阳明中风，口苦咽干，腹满微喘，发热恶寒，脉浮而紧，若下之，则腹满小便难也。"

但对于伏气温病的治疗，使用承气汤则不可以仍然恪守先表后里的原则。吴又可在《温疫论》中指出："邪发于半表半里，一定之法也。至于传变，或出表，或入里，或表里分传。医见有表复有里，乃引《经》论，先解其表，乃攻其里，此大谬也……凡见表里分传之证，务宜承气先通其里，里气一通，不待发散，多有自能汗解。"（吴又可笔下的温疫，实属伏气温病的范畴）

吴又可在《温疫论》中反复强调下法在温疫治疗中的重要性，并谓："温疫可下者，约三十余证"。下法的代表药物为大黄，代表方剂是三承气汤。

《温疫论》中大承气汤的组成是："大黄五钱，厚朴一钱，枳实一钱，芒硝三钱。"硝、黄量大而枳实量轻，与《伤寒论》中的大承气汤组成有所不同。吴又可明确指出，腑气不通缘于邪毒壅滞而非本气自郁，故治疗重在泻下邪毒，不可妄投破气之品："温疫心下胀满，邪在里也，若纯用青皮、枳实、槟榔诸香燥破气之品，冀其宽胀，此大谬也……今疫毒之气，传于胸胃，以致升降之气不利，因而胀满，实为客邪累及

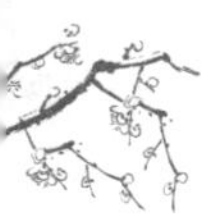

本气，但得客气一除，本气自然升降，胀满立消。若专用破气之剂，但能破正气，毒邪何自而泄？胀满何由而消？治法非用小承气勿愈。既而肠胃燥结，下既不通，中气郁滞，上焦之气不能下降，因而充积，即膜原或有未尽之邪，亦无前进之路，于是表里上中下三焦皆阻，故为痞满燥实之证。得大承气一行，所谓一窍通，诸窍皆通，大关通而百关尽通也……至是邪结并去，胀满顿除，皆借大黄之力。大黄本非破气药，以其润而最降，故能逐邪拔毒，破结导滞，加以枳、朴者，不无佐使云尔。若纯用破气之品，津液愈耗，热结愈固，滞气无门而出，疫毒无路可泄，乃望其宽胸利膈，惑之甚矣。”

三承气汤大黄用量独重，谓“三承气功效俱在大黄，余皆治标之品也。”

吴又可在《温疫论》中提出“承气本为逐邪而设，非专为结粪而设也”的著名论断：“大凡客邪贵乎早逐，乘人气血未乱，肌肉未消，津液未耗，病人不至危殆，投剂不至掣肘，愈后亦易平复。欲为万全之策者，不过知邪之所在，早拔去病根为要耳。但要谅人之虚实，度邪之轻重，察病之缓急，揣邪气离膜原之多寡，然后药不空投，投药无太过不及之弊。是以仲景自大柴胡以下，立三承气，多与少与，自有轻重之殊。勿拘于下不厌迟之说，应下之证，见下无结粪，以为下之早，或以为不应下之证，误投下药，殊不知承气本为逐邪而设，非专为结粪而设也。必俟其粪结，血液为热所搏，变证迭起，是犹养虎遗患，医之咎也……总之邪为本，热为标，结粪又其标也。能早去其邪，安患燥结耶！”

应该说，吴氏此论是完全符合外感热病的，结粪因于邪滞，承气着眼于攻邪。此论的临床意义在于：面对外感热病中的承气汤证，用方的着眼点在于攻下实热而非通便，对疗效的判断也主要取决于邪热的去留而不是大便的泻下与否。《长沙方歌括》中大承气汤方下陈蔚有一段按语：“承气汤有起死回生之功，惟善读仲景书者方知其妙。俗医以滋润之脂麻油、当归、火麻仁、郁李仁、肉苁蓉代之，徒下其粪而不能荡涤其邪，则正气不复；不能大泻其火，则真阴不复，往往死于粪出之后，于是咸相戒曰：润肠之品，且能杀人，而大承气汤更无论矣。甚矣哉！大承气汤之功用，尽为那庸耳俗目所掩也。”体会这段文字，则知治疗时着眼于逐邪和着眼于通便是有差别的。

当然，内伤病中，结粪往往可成主要病因，结粪可致热郁，结粪可致脏腑升降失常。此时治疗仍可用承气汤，用承气汤攻下结粪，恢复气机升降，即或有邪毒浊热，也随结粪一起攻泻而出。此时的承气汤即专为结粪而设。

“承气本为逐邪而设”，则顺理成章，吴又可进一步指出：“凡下不以数计，有是证则投是药”，总以邪去为宜。《温疫论》中载一屡用承气攻下始愈案，从案中我们可以体会到承气“非专为结粪而设”。

“李海畴者，年四十五岁，患疫得下证，四肢不举，身卧如塑，目闭口张，舌上苔刺，问其所苦不能

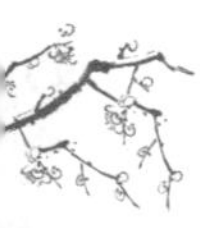

答，因问其子：两三日所服何药？云进承气汤三剂，每剂投大黄两许不效，更无他策，惟待日而已，但不忍坐视，更祈一诊。余诊得脉尚有神，下证悉具，药浅病深也。先投大黄一两五钱，目有时而小动，再投，舌刺无芒，口渐开能言。三剂舌苔少去，神思稍爽。四日服柴胡清燥汤，五日复生芒刺，烦热又加，再下之。七日又投承气养荣汤，热少退。八日仍用大承气，肢体自能少动。计半月，共服大黄十二两而愈。又数日，始进糜粥，调理两月平复。”

我们也可以从王好古《阴证略例》中所载大承气汤治疗“阳厥怒狂”一案，进一步体会承气为逐邪而设。

“彰德张相公子谊夫之妻许氏，乃状元许先之之女，绍明之妹也。病阳厥怒狂，发时饮食四五倍，骂詈不避亲疏，服饰临丧，或哭或歌，或以刃伤人，不言如哑，言即如狂，素不知书识字，便读文选。人皆以为鬼魔。待其静诊之，六脉举按皆无，身表如冰石，其发也叫呼，声声愈高。余昔闻洁古老人云：本经言夺食则已，非不与之食而为夺食也，当以药大下之而使不能食，为之夺食也。予用大承气汤下之，得藏府数升，狂稍宁。待一二日复发，又下之，得便数升，其疾又宁。待一二日又发，三下之，宁如旧，但不能食。疾稍轻而不已，下之又五七次，计大便数斗，疾缓身温，脉生，至十四日其疾愈，脉如旧，困卧三四日后起苏，饮食微进，又至十日后得安。始得病时，语言声怒非常，一身诸阳尽伏于中，隐于胃，非大下之可乎？此易老夺食之意也。”

（九）

《温病条辨》中，大承气汤治疗阳明温病：“面目俱赤，语声重浊，呼吸俱粗，大便闭，小便涩，舌苔老黄，甚则黑有芒刺，但恶热，不恶寒，日晡益甚者，传至中焦，阳明温病也。脉浮洪，燥甚者，白虎汤主之。脉沉数有力，甚则脉体反小而实者，大承气汤主之。”

吴鞠通在自注中提到：“吴又可《温疫论》中云：舌苔边白但见中微黄者，即加大黄，甚不可从。虽云伤寒重在误下，温病重在误汗，即误下不似伤寒之逆之甚，究竟承气非可轻尝之品，故云舌苔老黄，甚则黑有芒刺，脉体沉实，的系燥结痞满，方可用之。”

吴又可从伏气温病的角度，使大承气汤的使用范围在《伤寒论》的基础上有所扩展。而吴鞠通是从外感温病立论的，自然读不懂并无法认可吴又可的观点。实际上，此处所论，大承气汤用于外感温病宜遵吴鞠通，用于伏气温病可从吴又可。

大承气汤的剂量，吴鞠通在前人的基础上又有所调整：“大黄六钱，芒硝三钱，厚朴三钱，枳实三钱。”并特意指出：“厚朴分量不似《伤寒论》中重用者，治温与治寒不同，畏其燥也。”

《温病条辨》中，对承气汤的使用，内容较为丰富，为后世临证活用经方提供了范例。除使用三承气汤外，尚有护胃承气汤、新加黄龙汤、宣白承气汤、

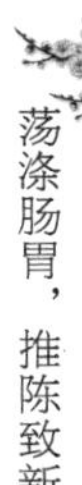

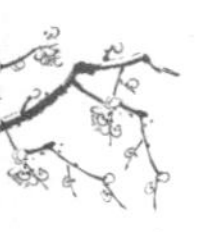

导赤承气汤、牛黄承气汤、增液承气汤等，以及承气合小陷胸汤、先服增液汤后合调胃承气汤等。方以治证，总求方证对应而已。其中，吴氏以为较为得意者是补增液一法："本论于阳明下证，时立三法：热结液干之大实证，则用大承气。偏于热结而液不干者，旁流是也，则用调胃承气。偏于液干而热结少者，则用增液，所以回护其虚，务存津液之心法也。"

论中有一段对吴又可使用承气攻下的评说："吴又可纯恃承气以为攻病之具，用以得当，则效。用之不当，其弊有三：一则邪在心包阳明两处，不先开心包，徒攻阳明，下后仍然昏惑谵语，亦将如之何哉！吾知其必不救矣。二则体亏液涸之人，下后作战汗，或随战汗而脱，或不蒸汗徒战而脱。三者下后虽能战汗，以阴气大伤，转成上嗽下泄，夜热早凉之怯证。补阳不可，救阴不可，有延至数月而死者，有延至岁余而死者，其死均也。在又可当日，温疫盛行之际，非寻常温病可比。又初创温病治法，自有矫枉过正，不暇详审之处，断不可概施于今日也。"尽管并未站在伏气温病的角度去认识吴又可用承气之攻病，但立论中肯，治温用下当注意此三弊。

（十）

清代医家郑钦安以其独特的医学理论独步医林，成"火神派"开山鼻祖。人皆知郑氏善用附子，可谓识附子、懂四逆汤者，不知郑氏也善用大黄，也是识大黄、懂大承气汤者。郑氏在《医理真传》中指出：

“观仲景于三阴阴极之症，专以四逆汤之附子，挽先天欲绝之真火，又以干姜之辛热助之，即能回生起死……于三阳阳极之症，专以大承气汤之大黄，以救先天欲亡之真阴，又以芒硝之寒咸助之，即能起死回生……仲景立法，只在这先天之元阴、元阳上探取盛衰，不专在后天之五行生克上追求，附子、大黄，诚阴阳二症之大柱脚也。”

在谈到大承气汤时说：“仲景立法，就在这元阴、元阳上探盛衰，阳盛极者阴必亡，存阴不可不急，故药之分量不得不重。阴盛极者阳必亡，回阳不可不急，故四逆汤之分两，亦不得不重。二方皆有起死回生之功，仲景一生学问，阴阳攸分，即在二方见之也。”

医以救人，中医在其漫长的发展过程中，历代医家为后人留下了很多起死回生之法、起死回生之方。但时至今日，中医所面对的需要起死回生的病人毕竟有限，而更多的是门诊上排队候诊的、与死亡远不沾边的病人。

大承气汤，如果按《伤寒论》中所记录方证使用，在临证中所用机会确实不太多。而笔者在读《医理真传》时，见有“然未至里实之盛者，亦可改分两以施之”一语，由此悟出，大承气汤改分两，可不必受阳明病攻下之诸多适应证与禁忌证的羁绊，大承气汤也可成为临证常用之方。

曾治阮某，女，7岁。2011年7月15日初诊。

患儿平素体壮，善食肉食，饭量较大，易反复患“扁桃体炎”而发热。患儿于昨晚半夜发热，口服退热

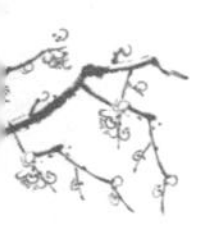

药（西药）1次，发热减退，今日上午来诊。患儿无不适主诉，诊见体壮、面红、唇红，舌质红，舌苔薄腻黄白，脉数有力。

证属食积化热，治以通下腑实为法，方用大承气汤加减。

处方：生大黄（后下）9g，芒硝（分冲）6g，枳实6g，厚朴6g，焦山楂15g，蝉衣6g。2剂，水煎服。

患儿当日分3次服完1剂半，泻下3次，发热未再。

按：如按《伤寒论》条文分析，本案不能辨出大承气汤证。当然，《金匮要略》中有大承气汤治疗食积条文，但即便如此，本案似乎也非大承气汤证。或许有医者会使用保和丸加大黄，或大柴胡汤加减等方治疗。

笔者临证对于这类食积化热而无明显表证之患儿，喜用大承气汤小剂量攻下，多收立竿见影之效。当然，如此用方的前提是患儿体质壮实。

（十一）

随着生活环境、生活方式、饮食结构的改变，内伤便秘的患者日渐增多。笔者常用大承气汤合他方治疗内伤便秘，收效较为理想。

曾治马某，男，82岁。2010年11月18日初诊。

近2周大便不行，腹胀烦乱，不得少安。自服“麻仁润肠丸”及外用“开塞露”不效。诊见舌质淡暗，舌苔白腻，脉弦。证属脾虚腑实，治以运脾通腑为法，方用平胃散合大承气汤加减。

处方：生苍术 12g，陈皮 12g，厚朴 9g，枳实 9g，生大黄（后下）9g，芒硝（分冲）9g，生甘草 3g。3 剂，水煎服。

药后便通腑畅，身体复原。

又治王某，男，58 岁。2010 年 9 月 12 日初诊。

便秘加重 1 年，每日服“麻仁滋脾丸”2 丸可保持大便 1 次。如不服药，则不大便，伴腹胀不适。身体偏瘦，精神尚好。舌质淡暗，舌苔薄白，脉细缓无力。证属气虚腑实，升降失司。治以补中益气，通腑泻实为法，方用补中益气汤合大承气汤加减。

处方：生黄芪 12g，党参 9g，生白术 12g，当归 9g，陈皮 9g，升麻 3g，柴胡 3g，枳实 9g，厚朴 9g，生大黄（后下）9g，芒硝（分冲）9g，炙甘草 3g。7 剂，水煎服。

2010 年 9 月 19 日二诊：药后大便每日 1 次，余无不适。上方芒硝减为 6g，继服 7 剂。

之后渐减大承气汤泻下之力，终以补中益气汤收功，共治疗 3 月余，停药后可保持大便每日 1 次。

按：上两案，并非典型“阳明腑实证”，取用大承气汤并不取其泻热，只取其通下腑中积滞。

（十二）

张某，女，74 岁。2010 年 9 月 20 日初诊。

主诉便秘多年。大便无力，多日不行，需服“麻仁滋脾丸”始下。有时脘腹痞满，纳食尚可。近 1 月

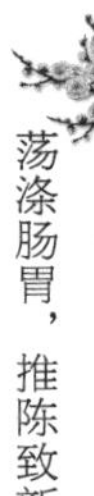

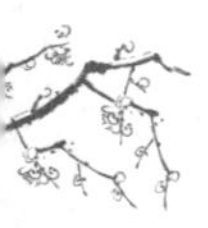

来左耳间歇性蒙堵感。舌质暗红，舌苔薄白腻，脉细弦缓。

证属脾虚不运，腑气不降。治以运脾通腑为法，方取枳术丸意。

处方：生白术 30g，鸡内金 15g，枳实 12g，厚朴 12g，瓜蒌仁 15g，蔓荆子 9g。5 剂，水煎服。

2010 年 9 月 27 日二诊：便秘明显好转，不需服泻药。脘腹尚有痞满感。舌质淡暗，舌苔白，脉细缓。上方加陈皮 12g，7 剂，水煎服。

2010 年 10 月 4 日三诊：大便日 1 次，自觉较有力（自述“多年来从未如此舒适过”）。脘腹无不适，左耳已无蒙堵感。舌、脉同前。上方去蔓荆子，隔日 1 剂，继服 7 剂。

之后患者常备该方，间断服用，大便正常。

按：本案并非治用大承气汤，但方中枳实、厚朴两药确取自于大承气汤。

本案处方，可以看作枳术丸加减，方中白术伍枳实、厚朴、鸡内金、瓜蒌仁消补兼施。

本案处方，也可以看作大承气汤变方，方中白术、鸡内金、瓜蒌仁伍枳实、厚朴。实热积滞，用大黄、芒硝泻热攻下；脾虚不运，用白术、鸡内金、瓜蒌仁运脾润下。

方示规矩，活法在人。

至于方中加蔓荆子，因耳窍不畅，取其升清通窍。

补气之主方

——四君子汤漫谈

（一）

四君子汤，出自《太平惠民和剂局方》："治荣卫气虚，脏腑怯弱，心腹胀满，全不思食，肠鸣泄泻，呕哕吐逆，大宜服之。人参（去芦），甘草（炙），茯苓（去皮），白术，各等分。右为细末，每服二钱，水一盏，煎至七分，通口服，不拘时。入盐少许，白汤点亦得。常服温和脾胃，进益饮食，辟寒邪瘴雾气。"

清代医家吴昆在《医方考》中对该方的主治和方解作了精辟的论述："面色萎白，言语轻微，四肢无力，脉来虚弱者，此方主之。夫面色萎白，则望之而知其气虚矣；言语轻微，则闻之而知其气虚矣；四肢无力，则问之而知其气虚矣；脉来虚弱，则切之而知其气虚矣。如是则宜补气。是方也，人参甘温质润，能补五脏之元气；白术甘温健脾，能补五脏之母气；茯苓甘温而洁，能致五脏之清气；甘草甘温而平，能调五脏愆和之气。四药皆甘温，甘得中之味，温得中之气，犹之不偏不倚之君子也，故曰四君子。"

四君子汤为"补气之主方"，可称得上是名方。但

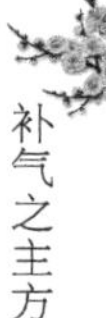

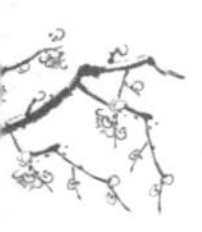

涉气虚病证，想到的第一张方剂当是该方。

但，“四君子”从宋代走到了今天，突然发现，自己身上的光环没有了，“君子”不受欢迎了。在专科医生眼里，所见多是“病”与“邪”，所用多是“治病”、“祛邪”，杀敌岂能用“君子”！

在我们崇尚“专方治专病”、“验方、效方治大病”的今天，重新回过头来审视四君子汤，也许会对我们有所启发、有所触动。且不说从治则的角度，会影响到我们治法的选择。单就其组方，也足可以让我们仰视、叹服！

（二）

面对气虚病症，治当补气，选用人参，当为对证用药。应该说，这已经形成了完整的证、法、方、药，不需再用他药。气虚，补气，服人参，这种理念在我们临床上和日常生活中应该很是普遍，有如缺钙补钙，缺维生素补维生素，血虚吃阿胶，肾虚服六味。进一步说，脑梗活血、癌症抗癌、咳嗽止咳、发热退热，也是同一思维、同一理念。

四君子汤的作者没有停止于这一步，他在继续思考。

气为什么会虚？治气虚不单补气，还应该增强体内生化气的能力，于是佐用了“补五脏之母气”的白术。脾土为五脏之母，脾健则气有来源。

还有，机体所需为清气，气虚则浊生，补气尚需祛浊，于是佐用了“致五脏之清气”之茯苓，祛浊所以致清。

三药同处一方，需要有调和者，需要有守中（中焦）者，于是佐用了炙甘草。当然，有了甘草，药味也较易入口。

“古人制方极难”，难在需要智慧！

进一步思考，气虚用四君子汤，血虚也需用四君子汤。清代医家张璐在《张氏医通》中有一段精彩的论说：“四君子乃胃家气分之专药，胃气虚而用之，功效立见。即血虚用四物，亦必兼此。故八珍之主治，不独气血两虚也，即血虚者亦须兼用。但补气则偏于四君，补血则偏于四物。若纯用血药，不得阳生之力，阴无由以化也。”

在治疗学上，中医的境界至今远高于西医。

（三）

明代医家周之干在《慎斋遗书》中谈到四君子汤时指出：“得黄芪则补肺，得当归则补血，得山药则补脾阴，得炮姜则温中，得丁香则温胃，得陈曲则去胃中陈腐之气，得木香、砂仁则醒脾气，加地黄之沉寒则治丹田火起，加白芍则补脾阴，泻土中之木，治木乘土位。”

同时书中也写道：“伊尹十全大补汤，用四君以补气，加木香不使上焦气滞也；用四物以补血，加沉香不使下焦气滞也。盖上古气血俱厚，故用二香，补而兼之以行。若叔季之人，气血俱虚，故东垣以黄芪代木香，兼益上焦之气，以肉桂代沉香，温暖阴血，血

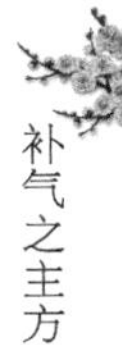

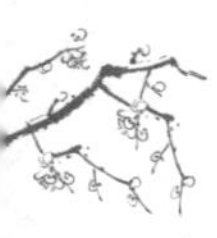

得温而生，气得温而长。经云：‘虚者十补勿一泄’，此类是矣。”

这些论述俱从临证中来，可供参考。

四物汤治血虚血瘀，此为医之共识。

《慎斋遗书》中是这样认识四物汤的：“四物汤治血之有余，不治血之不足。”

读及此，读者多会摇头，四物汤补血，专治血之不足，如何能说“不治血之不足”？

“盖血之有余者，溢而不归经，则用川芎上行巅顶，下至九泉以行血，当归引血归经，二味走而不守；用白芍之酸以敛之，地黄直达丹田，二味守而不走，使血安于其位也。”

读及此，仍不离补血活血，若重用白芍、地黄二味守药，仍为补血之方，治疗血之不足之方。

“若血之不足而但用四物，则孤阴不长，难以奏功，故必以四君为主，令阳生阴长可也。”

读及此，终于明白为什么四物汤不治血之不足。

这一认识，与上述《张氏医通》所言并不矛盾，只是所强调的侧重点不同而已。

（四）

“辨证论治是中医学理论体系的基本特点之一”。“辨证论治是中医诊断和治疗疾病的重要手段之一”。学医之初，就明白辨证论治在中医临床上的重要性，但要真正明白辨证论治的涵义，需要经过较长时间的临证体悟。

一名患者来诊，口舌生疮3天，伴见口干、心烦、小便赤，舌尖红，脉数，辨证为心火上炎，治疗以清心泻火为法，处方以导赤散加减。这是一个完整的辨证论治过程。中医学生在校期间，所学临床课程中的辨证论治内容主要是这一种。辨为心火用导赤散，肺热用泻白散，脾热用泻黄散，肝火用泻青丸，等等，这一整套内容为脏腑辨证论治的主体内容，系统于宋代医家钱乙的《小儿药证直诀》一书。随后，金代医家张元素将其完善，经其弟子推广，遂成为后世医家临证时很常用的一种辨证论治方法。包括中药学中黄连泻心火，黄芩清肺热，龙胆草泻肝火等内容，也属于这种辨证论治思想在中药学中的具体运用。验之临床，这种脏腑辨证用药具有一定的规范性，易于学习、传承，疗效较好，后学者颇众。农村老百姓都知道，上火了，泡黄连水喝；小便有涩痛，熬车前草水喝；胃寒胃痛，研干姜面吃；宫寒月经不调，研小茴香面吃，等等，也属于这种脏腑辨证的用药方式。

上述脏腑辨证论治的完善和传播，主要得力于由张元素开创、李东垣为中坚人物的“易水学派”。因此，学习使用这种辨证论治方式，“易水学派”的书为常备之书。提到“易水学派”，这里有必要提一下李东垣，实际上李东垣在其老师张元素倡导的脏腑辨证用药方面向前发展了一步，也就是引入了升降理论。张元素提出了药物的升降浮沉理论，李东垣在此基础上完善了脏腑用药与升降用药的结合。

例如，一头痛患者，辨出脾气虚证，可以选用四

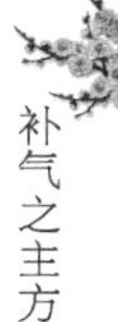

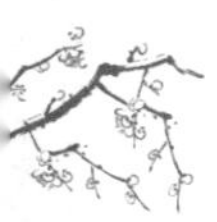

君子汤治疗，这属于张元素倡导的脏腑辨证用药。但该患者用四君子汤无效，李东垣说这属于清阳不升，加一味升麻升发清阳就好了。或者说该患者一用四君子汤就牙痛，李东垣说这属于阴火上升，加一味黄柏降泻阴火就好了。令人遗憾的是，中医学发展到今天，我们所用的辨证论治内容仍然是以钱乙、张元素所倡导的脏腑辨证为主体，对李东垣在此基础上的发展远远没有给以应有的重视。

（五）

读李东垣《脾胃论》，在“脾胃盛衰论”一节中，提到了平胃散、黄芪建中汤、四物汤、四君子汤、五苓散，并谓：“予平昔调理脾胃虚弱，于此五药（即前面这五方）中加减，如五脏证中互显一二证，各对证加药无不验。”可见李东垣是擅长脏腑用药法的，原本也是擅长治疗脾胃病的。笔者注意到，在这一节文字的论述中，提到：“气短、小便利者，四君子汤中去茯苓，加黄芪以补之。”

李东垣在“各对证加药无不验”之后继续说道：“然终不能使人完复。后或有因而再至者，亦由督、任、冲三脉为邪，皆胃气虚弱之所致也。”以上治法、用方之所以不能使患者完全康复，原因在于胃气仍然虚弱，没有恢复到正常。

为什么？

“法虽依证加减，执方疗病，不依《素问》法度耳。”

“法度”为何？

“是以检讨《素问》、《难经》及《黄帝针经》中说，脾胃不足之源，乃阳气不足，阴气有余，当从六气不足、升降浮沉法，随证用药治之。”“此阳气衰弱不能生发，不当于五脏中用药法治之，当从《藏气法时论》中升降浮沉补泻法用药耳。”

看来，要做到“使人完复”，在前述治法中引入升降浮沉法即可。

笔者在读到上述“四君子汤中去茯苓，加黄芪”这一段时，眉批了一段文字：“此方加和血脉之当归，导气之橘皮，行春升之令之升麻、柴胡，便为补中益气汤。”

四君子汤为脏腑用药法，补中益气汤为在脏腑用药法基础上的升降浮沉补泻用药法。

补中益气汤是在四君子汤基础上加减而来的，从四君子汤到补中益气汤，体现的是一种治法上的进步。东垣学说在治疗上最亮光的地方即在于此。

李东垣对四君子汤的重视，远没有引起后学者的注意。李东垣创立内伤学说，具体理法方药是落实在脾胃学说之上的。从内伤脾胃不足立论，治疗是以补益脾胃（即“补其中”）为基础和核心的。补益脾胃的主方，李东垣选择了四君子汤。

李东垣依“藏气法时”，在《内外伤辨惑论·卷中》按春升、夏浮、秋降、冬沉依次制一例方，即补中益气汤、清暑益气汤、升阳益胃汤、沉香温胃丸。

四方的组成：补中益气汤由四君子汤去茯苓，加

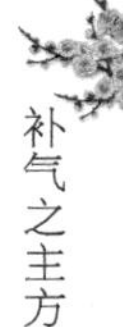

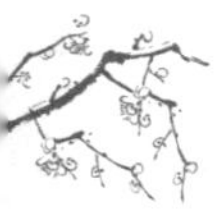

黄芪、升麻、柴胡、橘皮、当归身组成；清暑益气汤由四君子汤去茯苓，加黄芪、升麻、苍术、橘皮、神曲、泽泻、黄柏、当归身、麦门冬、青皮、葛根、五味子组成；升阳益胃汤由四君子汤加黄芪、半夏、独活、防风、白芍药、羌活、橘皮、柴胡、泽泻、黄连组成；沉香温胃丸由四君子汤加附子、巴戟、干姜、茴香、官桂、沉香、当归、吴茱萸、白芍药、良姜、木香、丁香组成。

茯苓淡渗沉降不利于升浮，故在春升、夏浮两方中去而不用。

从治疗着眼，与其说补中益气汤支撑起了东垣学说，倒不如说四君子汤奠基了内伤脾胃学说。

（六）

王好古"虽治伤寒，独专阴例"，创立"阴证学说"。在阴证的治疗上，除使用前人的方药外，独创了四张方剂，即神术汤、白术汤、黄芪汤、调中丸。

治疗"内伤冷物，外感寒邪无汗者"，用神术汤：苍术（制）二两，防风二两，甘草（炒）一两。

治疗"内伤冷物，外感风邪有汗者"，用白术汤：白术二两，防风二两，甘草（炙）一两。

治疗"伤寒内感"，"三焦气虚"，用黄芪汤：人参、黄芪（味甘者）、白茯苓、白术、白芍药（以上各一两），甘草（炒）七钱半。如"大便结者"，用调中丸：白术、白茯苓（去皮）、干生姜、人参、甘草（炙）。上等分，为极细末，炼蜜丸。

笔者在《阴证略例》中读及此四方，隐约中感知到王好古在创制这四方中，心中想到一张方剂，那就是四君子汤。王好古不愧是李东垣的弟子，也是“知四君子汤者”。

白术汤，治“内伤冷物”用白术、甘草。因有“外感风邪”加防风。人参甘温壅补有留邪之弊，茯苓淡渗沉降不利于升散去邪，故去而不用。

有汗用白术，无汗用苍术，即《汤液本草》中所谓“苍、白有止发之异”。故白术汤以苍术易白术，即为神术汤。

治“三焦气虚”，四君子汤加“补五脏诸虚不足”之黄芪、“脾经之药，收阴气”之白芍药即为黄芪汤。“大便结者”，四君子汤加“益脾胃”之干生姜，取蜜丸，即为调中丸。以“大便结者宜丸，以丸蜜润也”。

在继承前贤以附子、干姜等温阳散寒法治疗阴证的基础上，补出以四君子汤加减的温补法，可谓王好古在阴证治疗上的贡献之一。

《阴证略例·海藏治验录》第一案为“外阳内阴”案：“牌印将军完颜公之子小将军，病伤寒六七日，寒热间作，腕后有斑三五点，鼻中微血出。医以白虎汤、柴胡等药治之不愈。及余诊之，两手脉沉涩，胸膈间及四肢按执之殊无大热，此内寒也。问其故，因暑热卧殿角之侧，先伤寒，次大渴，饮冰酪水一大碗。外感者轻，内伤者重，外从内病，俱为阴也。故先斑衄，后显内阴。寒热间作，脾亦有之，非往来少阳之寒热也。与调中汤，数服而愈。”

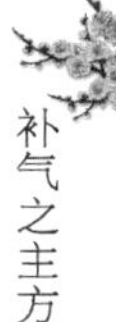

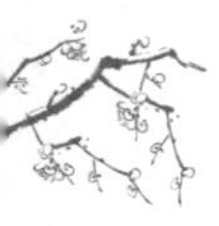

案中调中汤不知是不是调中丸改丸为汤。如是，实即四君子汤与理中汤的合方。方中以干生姜代干姜，《汤液本草》中说：“以干生姜代干姜者，以其不僭故也。”

（七）

四君子汤加藿香、木香、葛根，为《小儿药证直诀》中之白术散：“治脾胃久虚，呕吐泄泻，频作不止，精液枯竭，烦渴躁，但欲饮水，乳食不进，羸瘦困劣，因而失治，变成惊痫，不论阴阳虚实，并宜服。”

该书中载一案：“朱监簿子五岁，夜发热，晓即如故。众医有作伤寒者，有作热治者，以凉药解之，不愈。其候多涎而喜睡。他医以铁粉丸下涎，其病益甚。至五日，大引饮。钱氏曰：不可下之，乃取白术散末，煎一两，汁三升，使任其意取足服。朱生曰：饮多不作泻否？钱曰：无生水不能作泻，纵泻不足怪也；但不可下耳。朱生曰：先治何病？钱曰：止渴、治痰、退热、清里，皆此药也。至晚服尽。钱看之曰：更可服三升。又煎白术散三升，服尽得稍愈。第三日又服白术散三升，其子不渴无涎。又投阿胶散，二服而愈。”

（八）

翻阅《太平惠民和剂局方》时，在“治小儿诸疾”中注意到一张方剂，即惺惺散：“治小儿风热疮疹，伤寒时气，头痛壮热，目涩多睡，咳嗽喘粗，鼻塞清涕。瓜蒌根，人参，细辛（去叶），茯苓（去皮），白术，甘草（炙），桔梗，各一两半。右件同杵，罗为末，每服一钱，水一小盏，入薄荷三叶，同煎至四分，温服。如要和气，即入生姜煎服，不计时。”

本方治疗外感伤寒时气，壮热咳喘鼻塞，竟然用四君子汤加味，值得体会。

曾治患儿魏某，男，3岁。2011年3月8日初诊。

昨日下午开始咳嗽、声嘶，晚上发热，服用解热镇痛药后汗出热退，今日上午又有发热。纳食减少，口气重，昨日大便1次。舌质红，舌苔薄白，脉弦数。

证属风热犯及肺系，治以疏风清热，调和肺胃，方用麻杏石甘汤加减。

处方：生麻黄1g，炒杏仁4g，生石膏（同煎）12g，桔梗4g，炒莱菔子6g，牛蒡子4g，连翘6g，蝉衣4g，焦山楂9g，生甘草1g。2剂，水煎服。

2011年3月10日二诊：患儿声嘶已解，但发热持续，咳嗽不减，有痰，纳食欠佳，昨日至今未大便。精神欠佳。查血细胞分析示WBC 3.6×10^9/L。舌质红，舌苔白，脉细弦。证属痰热壅滞，脾气虚馁。治以清化痰热，益气运脾。方用六君子汤合调胃承气汤加减。

处方：党参4g，生白术4g，茯苓4g，姜半夏4g，陈皮4g，柴胡6g，蝉衣6g，酒军（后下）6g，芒硝（分冲）4g，炒莱菔子6g，桔梗4g，生甘草1g。2剂，水煎服。

2011年3月13日三诊：服上方第1剂，当晚退热。现纳食尚欠佳，有少许咳嗽，仍有痰，精神好转，大

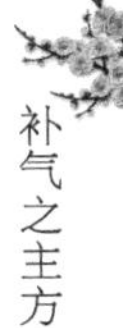

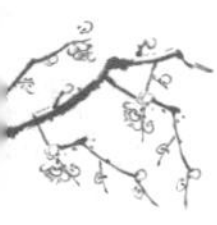

便正常。舌质淡红，舌苔薄白，脉细缓。

邪实已去，胃纳未复，治以和胃化痰善后。方用二陈汤加减。

处方：姜半夏4g，陈皮4g，茯苓4g，桔梗4g，炒杏仁4g，鸡内金6g，浙贝母4g，全瓜蒌6g，炙甘草1g。4剂，水煎服。

药后患儿纳好便调，无不适，停药。

本病属常见病，发病仅1日，当一诊即愈。不期患儿药后不愈反重，也许和处方欠妥有关，也许和患儿体质及病情、摄养有关。不论原因为何，二诊时患儿发热、咳嗽不减，反增不食、不便、精神差。邪实、正虚俱显，攻邪则正气不支，扶正则邪实更甚，迫不得已攻补兼施。处方为六君子汤合方加味，但实际上为四君子汤合二陈汤合调胃承气汤加减。四君子汤补气健脾，合二陈汤以开胃进食；二陈汤化痰调气，合调胃承气汤以清泻痰热。小儿病证单纯，方证合拍，见效亦捷。

小儿脏腑娇嫩，形气未充，变证极易。二诊时如不能及时使用四君子汤，而是先治邪实，或清或泻，或转而改用静滴抗生素，极易引发危、重变证。

笔者明白，本案绝非佳作，之所以不惜献丑实录于此，主要想说明二诊转方时加用四君子汤的重要性。

曾经在读书笔记里写下这么一句话："治疗虚证，要注意邪实，先治邪实；治疗实证，要注意正虚，先护正虚。"

（九）

脾胃居中属土，通常认为脾属阴，胃属阳，中土之气虚在脾，阴虚在胃。正如《临证指南医案》中叶天士所说，“太阴阴土，得阳始运；阳明阳土，得阴自安。以脾喜刚燥，胃喜柔润也。”也有部分学者提出脾阴虚之概念，如清代医家吴澄在《不居集》中指出：“古方理脾健胃，多偏胃中之阳，而不及脾中之阴。然虚损之人为阴火所灼，津液不足，筋脉皮骨皆无所养，而精神亦见羸弱，百症丛生焉。”

《岳美中医案集》中载有“四君子汤加山药治低烧”一案：“庄某，女性，患长期低烧症。于7月24日就诊，低烧37.5℃，脉微数，舌布薄白苔，腹时时胀痛。认为是脾虚之证，以四君子汤加山药予之。一周后复诊，低烧腹胀均减。持续服前方至8月14日，低烧与腹胀痊愈。”

按语中谓：“久热不退之症，治之极难见效，低烧在38℃上下者，也不易治愈。此症多属脾阴不足，如庄之低烧有腹胀痛，予《和剂局方》四君子汤加山药，兼旬而两证均愈。1967年曾有一女孩，年6岁，患低烧不退症半年之久，住某医院3月余，凡西药之退热剂无不历试，而未能获效，到我院小儿科求诊。我与赵锡武医师同被邀会诊，认为小儿系稚阳之体，多脾阴不足，久热更有所耗损，共商予四君子汤加山药以滋脾阴，不数剂而热平。”

有没有必要在脾气、胃阴的基础上再分出脾阴、

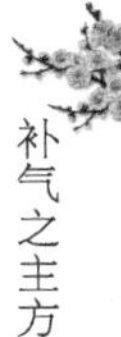

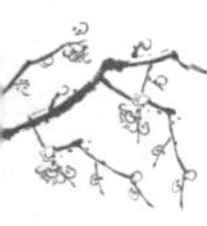

胃气，临床上如何划分，至今学术界仍未达成共识。有谓莲子、山药补脾阴，有谓张仲景小建中汤治疗脾阴虚。本案以四君子汤加山药治疗脾阴虚，可供临证者体会。

临病谛审出入，斯可与言复方之妙用也

——五积散漫谈

（一）

读金元医家张子和《儒门事亲》，开篇即是“七方十剂绳墨订”。明知七方、十剂在古人制方中非常重要，但偏偏不喜欢读这类文字，每每翻开《儒门事亲》，都会跳过这部分内容，只是知道其大意，方有大、小、缓、急、奇、偶、复，剂有宣、通、补、泻、轻、重、滑、涩、燥、湿。

谈到复方，马上会想到两张方剂，一张是防风通圣散，一张是五积散。一治表里俱实属热者，一治表里俱实属寒者，可谓治表里实证之“对方”。俗语谓“有病无病，防风通圣”，刘河间凭借防风通圣散成就其治火大法。相对来讲，五积散似乎远没有防风通圣散风光。

（二）

五积散出自《太平惠民和剂局方》。

方药组成：“白芷、川芎、甘草（炙）、茯苓（去

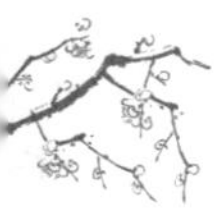

皮）、当归（去芦）、肉桂（去粗皮）、芍药、半夏（汤洗七次）各二两，陈皮（去白）、枳壳（去瓤，炒）、麻黄（去根、节）各六两，苍术（米泔浸，去皮）二十四两，干姜（爁）四两，桔梗（去芦头）十二两，厚朴（去粗皮）四两。上除肉桂、枳壳二味别为粗末外，二十三味同为粗末，慢火炒令色转，摊冷。次入桂、枳壳末令匀。每服三钱，水一盏半，入生姜三片，煎至一中盏，去滓，稍热服。"

功效："调中顺气，除风冷，化痰饮。"

主治"脾胃宿冷，腹胁胀痛，胸膈停痰，呕逆恶心；或外感风寒，内伤生冷，心腹痞闷，头目昏痛，肩背拘急，肢体怠惰，寒热往来，饮食不进；及妇人血气不调，心腹撮痛，经候不调，或闭不通，并宜服之。"

书中有用方加减："如冷气奔冲，心、胁、脐、腹胀满刺痛，反胃呕吐，泄利清谷，及痃癖癥瘕，膀胱小肠气痛，即入煨生姜三片、盐少许同煎；如伤寒时疫，头痛体疼，恶风发热，项背强痛，入葱白三寸、豉七粒同煎；若但觉恶寒，或身不甚热，肢体拘急，或手足厥冷，即入炒茱萸七粒、盐少许同煎。如寒热不调，咳嗽喘满，入枣煎服；妇人难产，入醋一合同煎服之。并不拘时候。"

宋代医家陈无择在著《三因极一病证方论》时选录了该方，但在主治中并未照抄《局方》。书中两处提到五积散：一是在"伤寒证治"中："治太阴伤寒，脾胃不和，及有积聚腹痛。"二是在"腰痛治法"中："治感寒湿，与脾胃气蔽腰痛，最效。"

陈氏选方注重实用，对方治的由博返约是其编写方证的指导思想之一，正如书中所言，“予今所述，乃收拾诸经筋髓，其亦返约之道也。”五积散主治“太阴伤寒”和“寒湿腰痛”，似乎也是在《局方》基础上的由博返约。

（三）

本方外除风冷，以复气机出入；内化痰湿水饮，以复气机升降，调气行血，务使周身气血流通，故主治较广。主治以内伤为主，可合外感，可治经病，但总以寒证、实证为宜。

元代医家王好古在《医垒元戎》中有专篇“海藏五积论”:“麻黄、桂、芍药、甘草，即麻黄桂枝各半汤也。苍术、甘草、陈皮、厚朴，即平胃散。枳壳、桔梗、陈皮、茯苓、半夏，即桔梗半夏等汤也。又川芎当归汤活血。又加干姜为厚朴散。上此数药相合，为解表温中泄湿之剂，去痰消痞调经之方。虽为内寒外感表里之分所致，实非仲景表里麻黄桂枝姜附之的方也。至于冷积、呕吐、泄痢、癥瘕、时疾、疫气、项背拘急，加葱白、豆豉，厥逆加吴茱萸，寒热咳逆加枣，妇人难产加醋，始知用之非一途也，惟知活法者其择之。”

清代医家张璐在《伤寒绪论》中指出:“此方本平胃为主，参以二陈，专主内伤生冷；又合桂枝、麻黄，但少杏仁，故兼治外感寒邪；加以四物去地，而合甘草、干姜，为治血中受寒之圣药；枳、桔、甘草并为

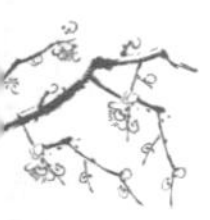

清气治嗽之首方；白芷一味为都梁丸，专走阳明而治风热头痛；桂、苓、甘、术换苍术，以涤饮散邪，使饮半从表散；内藏小半夏茯苓汤，令未尽之饮，乃从小便而驱之。古人以消食必先涤饮，发散必用辛温，此虽类集十余方，而不嫌冗杂者，得辛温散邪之大旨也。但杂合复方，原不拘全用，如无血病，无籍芎、归；设不咳嗽，何烦枳、桔；若非头痛，都梁奚取；苟或有汗，麻黄安施。要在临病谛审出入，斯可与言复方之妙用也。”对本方方解及使用要点的论述，可谓中肯。

上述二家方解可合参。张璐重在强调用方务需加减，王好古侧重强调主治并非一途。

（四）

朱丹溪在《局方发挥》中对五积散提出评议：“若五积散之治产后余血作痛，则又有不能忘言者。以苍术为君，麻黄为臣，厚朴、枳壳为佐，虽有芍药、当归之补血，仅及苍术三分之一，且其方中言妇人血气不调，心腹撮痛，闭而不行，并宜服之，何不思产后之妇有何寒邪？血气未充，似难发汗，借曰推陈致新，药性温和，岂可借用麻黄之散，附以苍术、枳、朴，虚而又虚，祸不旋踵，率尔用药，不思之甚。”

虽然如此批评似无道理，但从反面提示用方者，本方有耗伤正气之弊，用方时必须重视正气。

（五）

曾治宁某，女，29 岁。2011 年 2 月 18 日初诊。

近3年来，月经罕至，每年经行2～3次，量极少，1～2日即止。体重渐增，由65kg增长至85kg左右（身高165cm）。饮食、睡眠、精神、大小便都正常，要求治疗经少和肥胖。

诊见舌质淡暗，舌苔白润，脉沉细。问及多年来喜食且多食冷物。尚未生育。辨证考虑寒湿壅滞，津液不得气化，气血不得通调。治疗以温通阳气，散寒除湿，通调气血为法。方用五积散加减。

处方：生麻黄6g，桂枝6g，生苍术12g，厚朴9g，陈皮12g，姜半夏9g，茯苓15g，干姜9g，当归12g，川芎9g，猪苓15g，泽泻15g，益母草15g，炙甘草3g。7剂，水煎服。

2011年2月25日二诊：主诉同前，药后无明显变化。原方继服7剂。

2011年3月4日三诊：月经已行3天，身体似较前轻松些。守方继服。

上方连服4个月，月经每26～30天1行，每次行3～5天，经行较畅。治疗期间，前2个月体重减轻4kg左右，但后2个月体重基本保持不变。

按：临床上，体胖而闭经之女子并非少见。究其原因，部分患者与衣着单薄、空调冷气、冷食冷饮不无关系。所谓内伤生冷，外受风寒，阳气虚馁，阴邪不化，气血失畅。治用五积散外散风寒，内化寒湿痰饮，通调气血，可谓对证良方。

个人体会，本方对闭经疗效较好，而对肥胖疗效欠满意。

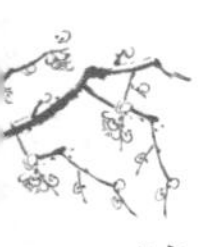

（六）

曾治李某，女，56岁。2011年8月26日初诊。

主诉近2月来脘胀呃逆，腹胀瘕聚，纳食欠佳，大便不爽。近一周新增头晕，头痛，鼻塞，口苦，咽干，不喜饮，汗多，精神欠佳。

舌质暗红，舌苔薄腻黄白，脉细弦缓。

证属脾胃虚弱，痰湿中阻，复加新感，太阳、少阳合病。治以运脾和胃，祛痰化湿，两解太少。方用柴胡桂枝汤合二陈汤、平胃散加减。

处方：柴胡9g，桂枝9g，黄芩12g，赤芍12g，蔓荆子9g，姜半夏9g，陈皮12g，茯苓12g，生苍术12g，厚朴9g，炙甘草3g。5剂，水煎服。

2011年9月2日二诊：头无不适，口干、咽干已无，无鼻塞，汗不多，脘腹胀满有好转，精神稍好。舌质暗红，舌苔薄白腻，脉细缓。

证属脾胃虚弱，痰湿中阻。治以运脾和胃，祛痰化湿为法。方用二陈汤合平胃散加减。

处方：姜半夏9g，陈皮12g，茯苓12g，苍术12g，厚朴9g，生白术12g，鸡内金12g，炙甘草3g。7剂，水煎服。

药后无不适，停药。

按：本案用方并非五积散，但首方组方理念与五积散类同。两方都以平胃散合二陈汤化湿和中为主，五积散用麻黄桂枝各半汤外通太阳，本案方用柴胡桂枝汤两解太少。同为表里同治，同为复方合治。

从本案用方也能体会到张璐所说“要在临病谛审出入，斯可与言复方之妙用也”的含义。

读方的过程，往往是临证医生处方思路形成的过程。

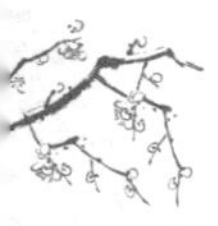

开表逐邪发汗之峻剂

——麻黄汤漫谈

（一）

学习中药时，第一味药是麻黄。

学习方剂时，第一张方剂是麻黄汤。

学习《伤寒论》时，老师对麻黄汤证大讲特讲。

实习时，很少见带教老师使用麻黄和麻黄汤。

明代医家陶华在《伤寒六书》中开篇即云："客有过予而问之曰：甚矣，伤寒之深奥，桂枝、麻黄二汤之难用也，服之而愈者，才一二；不愈而变重者，尝八九。仲景立法之大贤也，何其方之难凭，有如此哉？"

于是，一段时间总在思考，学何以致用？难道我们学到的都是"屠龙之艺"？

明代医家吴又可在《瘟疫论·序》中说到："是以业医者，所记所诵，连篇累牍，俱系伤寒。及其临证，悉见瘟疫，求其真伤寒百无一二。不知屠龙之艺虽成而无所施，未免指鹿为马矣。"

而实习期间所见到的，似乎"真外感"都百无一二。

实习临近结束时，春夏之交的夜晚余寒未尽，晚归受寒，半夜先恶寒，渐发热，自服“感冒通”片汗出症减。半日后，恶寒、发热又作，继服“感冒通”仍有效。至第三日中午，恶寒、高热、头身疼痛，服“感冒通”无效。自忖如去医院，必先查“血常规”，无论异常、正常，都会静滴抗生素，或加抗病毒药，甚或加用激素，疗程至少得三到五天，甚或一周。于是去找我的启蒙老师高映智。老师望、闻、问、切后处方：生麻黄 12g，桂枝 6g，炒杏仁 12g，生甘草 3g。1 剂，急煎 1 次，趁热服下，盖被而睡。傍晚醒来，已经遍身汗出，头身清爽。下地后，觉恶风、乏力。休息一晚，次日恢复如常。

此后连续两年，每年在春、夏之交都会“感冒”1 次，每次都自服麻黄汤 1 煎，汗出而愈。

临证越久，越能体会到所学书本知识之实用。我们所学的方剂，包括麻黄汤在内，不是无用武之地，而是我们不太会用。

（二）

麻黄汤方组成：麻黄三两（去节），桂枝二两（去皮），甘草一两（炙），杏仁七十个（去皮尖）。

通常认为：麻黄发汗解表，宣肺平喘为君；桂枝解肌祛风，协同麻黄发汗解表为臣；杏仁肃肺利气，协同麻黄解表平喘为佐；甘草顾护汗源，调和诸药为使。组方严谨，堪称典范。

临证越久，越能体会到经方组方的妙绝，一方一

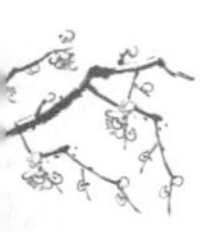

药，常有不可挪移之感。主治风寒闭郁肺表，方中君以麻黄，祛风散寒开表，祛风散寒宣肺，两擅其能。在本草书中，我们再也无法找到比麻黄更适合或者和麻黄相当的第二味药。

麻黄宣肺，杏仁肃肺，我们似乎也不容易找到能替代杏仁与麻黄相配的第二味药来。

桂枝辛温，助麻黄解表。那么，我们可不可以用他药来取代，如用防风助麻黄解表？实践证明，疗效远不如原方，甚至易发生变证。为什么？其他辛温药没有解肌之功。

那么，如何理解桂枝解肌？

我们还需要从桂枝在麻黄汤中的作用慢慢体会。

明代医家方有执在《伤寒论条辨》中说："麻黄味苦而性温，力能发汗以散寒。然桂枝汤中忌麻黄，而麻黄汤中用桂枝何也？麻黄者，突阵擒敌之大将也；桂枝者，运筹帷幄之参军也。故委之以麻黄必胜之算也，监之以桂枝，节制之妙也。"方中桂枝与麻黄的关系，类似参军与大将的关系，既有协同也有约束。

当然，有学者提出异议。清代学者苏诏在《伤寒集注》中说："桂枝汤中用芍药，以内护于营，麻黄汤中用桂枝，以外导于外，此阴阳互根之妙也。后人不达，谬为麻黄性猛，必使桂枝以监之。此说一倡，误人多矣。"

但临床实际是，如果麻黄汤中去掉桂枝，是几乎没有发汗能力的，也就是说桂枝确有助麻黄发汗的作用。如果麻黄汤中以其他辛温药取代桂枝，如用羌活或防风等，往往会汗出过多、汗出脉不静，或心烦、心悸等。桂枝确有监制麻黄之功。

清代医家王子接在《绛雪园古方选注》中说：“麻黄开窍发汗，桂枝和阳解肌……”清代医家章虚谷在《伤寒论本旨》中说：“麻黄辛散，以开腠理为君，但味薄轻虚，止能达卫，必佐桂枝之辛甘色赤通营者，祛邪外出，此二味为开泄营卫之主也。”

一谓“和阳”，一谓“通营”，从中我们可以体会到，在本方中，桂枝与其他辛温药比较，其特殊之处在于通行营中阳气。助麻黄发汗，监制麻黄发汗，都是基于这一功能。所谓解肌，也是在通行阳气的基础上辛散祛邪。

（三）

麻黄汤方出自《伤寒论》第35条：“太阳病，头痛，发热，身疼，腰痛，骨节疼痛，恶风，无汗而喘者，麻黄汤主之。”这就是后世所说的“伤寒八证”。结合《伤寒论》第1条“太阳之为病，脉浮，头项强痛而恶寒。”和第3条“太阳病，或已发热，或未发热，必恶寒，体痛，呕逆，脉阴阳俱紧者，名为伤寒。”即可归纳出麻黄汤方证。

临证时，通常的辨证程序是：接诊一患者，知其急性起病，病程不长（不足一日或已数日），主诉为恶寒和周身不适，问及有头痛，且颈项不舒，脉诊见有浮紧脉或浮数脉，即可初步辨为伤寒太阳病。知其无汗、发热、身痛（肌肉和/或关节疼痛），且伴有喘促，

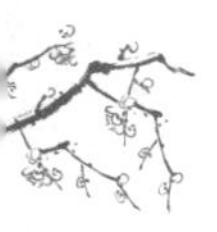

即可进一步辨为麻黄汤证。

当然，在使用麻黄汤之前，必须明确，患者无口干、咽痛、小便黄赤、舌质红等热证。

在《伤寒论》中，麻黄汤的主治仅此而已。后人归纳为“外感风寒表实证”。

如果患者在就诊前已经服用了西药解热镇痛剂，也就不可能出现上述典型的脉与症，辨证时必须结合推理。

尽管民国医家曹颖甫在《经方实验录》中说：“每年冬季气候严寒之日，患伤寒者特多，我率以麻黄汤一剂愈之，谁说江南无正伤寒哉？”也许与时代变迁有关，现在在临床上，即使在北方，典型麻黄汤证相对少见。

（四）

清代医家陈修园在《长沙方歌括》中说：“今医不读《神农本草经》，耳食庸医唾余，谓麻黄难用，而不知气味轻清，视羌、独、荆、防、姜、葱，较见纯粹。学者不可信俗方而疑经方也。”

这段话透露出这么一个信息：在部分经方后学者眼中，麻黄汤不好用。遇到麻黄汤证，经常用羌活、独活、荆芥、防风等药为主组方治疗。

那么，麻黄汤好用吗？

麻黄汤可以用羌活、独活、荆芥、防风等药为主组成的方剂代替吗？

对于第一个问题，应该说“难者不会，会者不难。”但，会与不会之间并无截然之界限。按理说，有是证，用是方，见麻黄汤证，用麻黄汤方，这有何难？问题是，当我们面对患者，要判定该患者是麻黄汤证，或者不是麻黄汤证，并不是每次都胸有定见的。而一旦判定有误，该用不用，不该用而用，都足以坏事。

张仲景在《伤寒论》中用部分条文论述了在什么情况下可以使用麻黄汤，同时又用较长的篇幅记述了在什么情况下不可以使用麻黄汤。如49条的“脉微”不可用，50条的“尺中迟者”不可用，83条的“咽喉干燥者”不可用，84条的“淋家”不可用，85条的“疮家”不可用，86条的“衄家”不可用，87条的“亡血家”不可用，88条的“汗家”不可用，89条的“病人有寒”不可用。从正面论述可用，从后面论述不可用，如此不惜笔墨，不厌其烦，足可说明麻黄汤不好用。

之所以不好用，在于麻黄汤为“发汗之峻剂”。正如清代医家柯韵伯在《伤寒来苏集》中所说，“此为开表逐邪发汗之峻剂也……盖此乃纯阳之剂，过于发散，如单刀直入之将，投之恰当，一战成功，不当则不戢而召祸。”

读《经方实验录》，见如下一段文字：何公度作《悼恽铁樵先生》文中之一节云：“……越年，二公子三公子相继病伤寒殇。先生痛定思痛，乃苦攻《伤寒论》。……如是者有年，而四公子又病伤寒。发热，无汗而喘。遍请诸医家，其所疏方，仍不外乎历次所用之豆豉、山栀、豆卷、桑叶、菊花、薄荷、连翘、杏

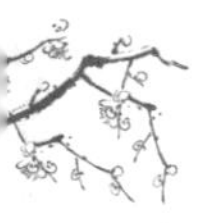

仁、象贝等味。服药后，热势依然，喘益加剧。先生乃终夜不寝，绕室踌躇。迨天微明，乃毅然曰：此非《伤寒论》'太阳病，头痛，发热，身疼，腰痛，骨节疼痛，恶风，无汗而喘者，麻黄汤主之'之病而何？乃援笔书：麻黄七分，桂枝七分，杏仁三钱，炙草五分。持方与夫人曰：'吾三儿皆死于是，今四儿病，医家又谢不敏。与其坐而待毙，曷若含药而亡！'夫人默然。嗣以计无他出，乃即配药煎服。先生则仍至商务印书馆服务。及归，见病儿喘较平，肌肤有润意，乃更续予药，竟得汗出喘平而愈。四公子既庆更生，先生乃益信伤寒方。……"（录《现代中医月刊》第二卷第九期）

作者感慨："恽先生苦攻《伤寒论》有年，及用轻剂麻黄汤，尚且绕室踌躇，足见医学之难。"

古人说，知难而进，我们只有明白麻黄汤确实不好用，我们才会更加主动地提高临证中对麻黄汤证的把握。

宋代医家许叔微在《伤寒九十论》中载有一则医案："乡人邱忠臣，寓毗陵荐福寺，病伤寒。予为诊视。其发热，头疼，烦渴，脉象浮数无力，自尺以下不至。予曰：'虽麻黄证，而尺迟弱。'仲景云：尺中迟者，营气不足，血气微少，未可发汗。予与建中汤加当归、黄芪，令饮之。翌日，病者不耐，其家晓夜督发汗药，其言至不逊。予以乡人隐忍之，但以建中调理而已。及六七日，尺脉方应，遂投以麻黄汤，啜第二服，狂言烦躁且闷，须臾稍定，已得汗矣，五日愈。"

也许，在后学者看来，本案的治疗并非完美，也许可以有更快捷的治法、选方、用药。但这并不影响本案成为后学者心目中的经方经典案例。每读一遍，都会有一次新的感慨和触动。

从本案中，我们也可以感知到掌握麻黄汤证的不易。

（五）

上文中的第二个问题，起端于金元医家张元素。元代医家王好古在《此事难知》中说："经云：有汗不得服麻黄，无汗不得服桂枝。若差服，则其变不可胜数，故立此法，使不犯三阳禁忌。解利神方：九味羌活汤。""羌活汤，不论有汗、无汗，悉宜服之，但有缓急不同矣。"

之后，明代医家陶华在《伤寒六书》中指出："盖冬时为正伤寒，天气严凝，风寒猛烈，触冒之者，必宜用辛温散之。其非冬时亦有恶寒头疼之证，皆宜辛凉之剂通表里，和之则愈矣。若以冬时所用桂枝辛温之药通治之，则杀人多矣。曰：辛凉者何？羌活冲和汤是也。兼能代大青龙汤，为至稳。呜呼，一方可代三方，危险之药如坦夷，其神乎？但庸俗辈所未知也。"这里的一方，指羌活冲和汤，也就是九味羌活汤；三方，指麻黄汤、桂枝汤、大青龙汤。

清代医家陈修园在《时方妙用·伤寒》中提到治伤寒太阳病用桂枝汤、麻黄汤时，也提到："此二法，治表中之表也。时法冬月以加味香苏饮代上二方，三时

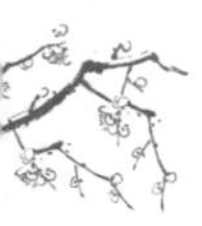

感冒以九味羌活汤代上二方，与仲景法不甚合。然好尚如斯，亦无可奈何耳。”

可见，后世医家在临证时治疗伤寒太阳病，屡以九味羌活汤类方取代麻黄汤，也屡用羌活、独活或荆芥、防风以取代麻黄、桂枝的发汗解表。

笔者通过对“易水学派”著作的学习，明白九味羌活汤是由羌活、防风、苍术、甘草这四味药加味而成，即王好古（海藏）的神术汤加羌活。麻黄汤主治风寒表实证，神术汤加羌活主治风寒湿表实证，二方俱治伤寒太阳病，但主治不同，谈不到相互取代。陈修园在《时方歌括》中说：“王海藏此方，燥烈伤阴，先涸汗源，多致留邪发热，正与仲景法相反。据云用代麻、桂诸汤，平稳可法，其实贻祸匪轻也。须知此方三阳之证无涉，唯太阴之风湿可用。”方歌曰：“术防甘草湿家尝，神术名汤得意方。自说法超麻桂上，可知全未梦南阳。”批评未必中肯，但着眼于“湿家”、“风湿”、“燥烈”等字眼，也可谓知神术汤者。

（六）

清代医家柯韵伯在《伤寒来苏集》中说：“予治冷风哮与风寒湿三气成痹等证，用此辄效，非伤寒一证可拘也。”这属于后世医家对麻黄汤应用的发展。

《范中林六经辨证医案选》中载一麻黄汤治疗偏头痛案，值得临证体会。录案如下：

邢某，女，67岁。河北省任丘县马家坞乡，农民。

[病史] 1975年春节，左面部疼痛，其后逐渐转为

剧痛，阵阵发作，持续三年之久。任丘某医院、北京某医院等诊断为“三叉神经痛”。经针灸、中西药物治疗，未明显好转。1978年12月18日来诊，按太阳证偏头痛论治，两诊而愈。

[初诊] 12月18日。近日来疼痛加剧，痛甚时脸肿发亮，眼不能睁，夜不能眠，坐卧不宁，生活无法自理。微恶寒，无汗，舌质淡红，苔淡黄润夹白，根稍厚腻。此为太阳伤寒表寒证偏头痛，风寒夹湿侵袭，无从达泄，法宜解表开闭，散寒除湿，以麻黄汤加味主之。处方：

麻黄10g 桂枝10g 炙甘草18g 杏仁18g 法夏15g 2剂

[辨证] 此证头面左侧剧痛，病属偏头痛。头居人之首，位高而属阳。手足三阳经脉以及脏腑清阳之气，皆会于此。舌质淡红而润，苔淡黄夹白不燥，即为风寒夹湿，入侵肌腠，郁闭不解之象；参之头一侧痛甚，微恶寒无汗，显系邪犯太阳经脉；再参之无阳明、少阳病情，更无三阴之候，亦可以佐证。因此，本例偏头痛，不必拘于头痛偏侧多属少阳，或头痛日久，多属内伤之常规。而应从实际出入，按六经辨证，太阳伤寒表实之证具，邪无达泄之路而上扰，以致多年头痛不愈，急用麻黄汤以开之。

[二诊] 服药2剂，疼痛明显减轻，余证亦随之好转。原方再服2剂。

[三诊] 剧痛消失，夜能安睡，精神顿觉清爽，多年痛楚若失，不胜欣喜。舌质正常，苔黄腻退。头部

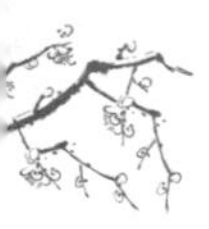

微觉恶风，头左侧上有轻微阵痛。风邪未尽，尚有病后营卫不和之象。宜祛风解肌，桂枝汤和之，以善其后。处方：

桂枝 10g　白芍 10g　炙甘草 10g　生姜 15g　大枣 20g　2 剂

服 2 剂，病愈，遂停药。嘱其免受风寒。观察约一月，情况良好。患者说："头痛三年，真是痛苦极了，花了二三百元，还是不好。范老看了三次，每付药只四五味，一共只花了一元零一分钱，病就好了，真使我感动。"遂返回家乡。其后，向其亲属追访，知病未复发。

（七）

经方中有麻黄杏仁甘草石膏汤，有麻黄杏仁薏苡甘草汤。麻黄汤不妨也可以叫做麻黄杏仁桂枝甘草汤。

三方中不变的是麻黄、杏仁、甘草，变的是桂枝、石膏、薏苡仁，分别治疗寒证、热证、湿证。麻黄汤中去掉桂枝，再加一味药，就可以变出一张新方。张仲景可以加石膏、加薏苡仁，那么我们可不可以加别的药呢？例如黄芩，或者射干，等等。尽管很多学者认为不可以这样解读经方，经方尚包括剂量等。但对于临床医生来说，这样认识，这样取用，并没有任何不合适。

三拗汤，麻黄、杏仁、甘草，出自《太平惠民和剂局方》："三拗汤：治感冒风邪，鼻塞声重，语音不出，或伤风伤冷，头痛目眩，四肢拘倦，咳嗽多痰，胸满气短。甘草（不炙），麻黄（不去根、节），杏仁（不去皮、尖）。右等分，㕮咀为粗散，每服五钱，水一盏半，姜五片，同煎至一盏，去滓，通口服，以衣被盖覆睡，取微汗为度。”本方作者应该对经方有很深的体悟。

笔者在临床上喜用三拗汤加味治疗邪在肺系的病症。尽管表面上看起来并非使用地道的经方，但处方理念仍然来自于经方。

如治疗李某，女，23岁。2010年10月21日初诊。

主诉咽干、咽喉不爽3天，余无不适，舌象、脉象未见明显异常。考虑病症由风寒外侵、肺失宣降所致。邪微证轻，治以宣肃肺气、祛邪利咽为法。

处方：生麻黄3g，炒杏仁12g，射干12g，生甘草3g。3剂，水煎服。药后痊愈。

或问：此为何方？

戏答：麻杏射甘汤。

又治张某，男，42岁。2011年5月12日初诊。

主诉咳嗽3天，伴咽痒、痰黏不利、口干。舌质红，舌苔薄白，脉细弦偏浮。证属风邪外袭，痰热痹阻，肺失宣降。治以疏风清热，化痰利咽为法。处方：生麻黄3g，炒杏仁12g，僵蚕12g，蝉衣9g，浙贝母12g，射干12g，桔梗12g，生甘草3g。3剂，水煎服。药后痊愈。

或问：此为何方？

答：麻杏石甘汤加减。

问：麻杏石甘汤可去石膏？

答：石膏不在，但辛凉在。

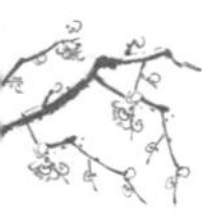

短气有微饮，当从小便去之

——苓桂术甘汤漫谈

（一）

《谢映庐医案》："王毅垣先生，平日操劳，素有痰饮，稍饮食未节，或风寒偶感，必气喘痰鸣。十余年来，临床投药，无非豁痰降气之品。迩来年益就衰，病亦渐退。值今秋尽，天气暑寒，饮邪大发，喘息不休，日进陈、半、香、砂之属，渐至气往上奔，咽中窒塞，喉如拽锯，密室中重裘拥炉，尚觉凛凛。痰如浮沫，二便艰涩。余见其面赤，足胫冷，两人靠起扶坐，气通咽嗌，不能发声，脉得左手沉涩，右手缓大。因思喘急沉涩，已属败症，且四肢虽未厥逆，而足厥已冷，实未易治。继思胸中乃大空阳位，今被饮邪阴类僭踞，阴乘于阳，有地气加天之象，急以仲景苓桂术甘汤加附子一两，连进两剂。病全不减。再诊，左涩之脉，已转滑象，而右大之形，仍然如昨。乃知中土大虚，不能制水，饮即水也，嘉言喻氏曰，地气蒸土为湿，然后上升为云，若中州土燥而不湿，地气于中隔绝矣。天气不常清乎。遂将原方重加白术，减附子，大剂再进，而阴浊始消，胸次稍展，溺长口渴。

毅翕恐药过燥。余曰：非也。此症仲景所谓短气有微饮者，当从小便去之。况渴者，饮邪去也，何惧其燥耶。仍将前药迭进，仍得阳光复照，阴浊下行。其善后之计，仍仿嘉言崇土填白之法。缘饮水窍踞，必有科书故耳。”

乍读本案，似谈不到精彩。但品味案中用方，非临证高手不可为。

患者为喘家，病症为气喘痰鸣，发于秋冬之际，此为古今医家临证之常见病症。喘息痰鸣，证属痰阻气壅，治痰治气，治肺治胃，当属常法。而进陈、半、香、砂，病症不减反增，兼见畏寒足冷，痰如浮沫，当从阳虚寒饮考虑，常例当用附子剂，如真武汤加“姜辛味法”、四逆汤加“姜辛味法”等。而真武汤证、四逆汤证，当见“少阴脉”。而本案脉现“右手缓大”，非少阴证可见之脉。于是作者从中焦入手，选用苓桂术甘汤通阳化饮，重加附子兴阳破阴。二剂不效，常例当思方不对证，当治下焦？当用姜附？肺肾同治？……但作者并未易证更方，仍守中焦，因脉“右大之形，仍然如昨”，治从中焦并非有误，而是不足，于是原方重加白术以健脾土。因“左涩之脉，已转滑象”，此为阴破阳回之象，故酌减兴阳破阴之附子。

如此想来，本案理法井然，非胸有定见之临证高手不可为。

（二）

苓桂术甘汤出自《伤寒论》第 67 条：“伤寒若吐、

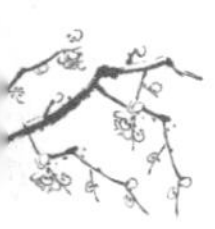

若下后，心下逆满，气上冲胸，起则头眩，脉沉紧，发汗则动经，身为振振摇者，茯苓桂枝白术甘草汤主之。茯苓四两，桂枝三两（去皮），白术、甘草（炙）各二两。”

又见于《金匮要略·痰饮咳嗽病脉证并治第十二》的第16条和第17条：“心下有痰饮，胸胁支满，目眩，苓桂术甘汤主之。”“夫短气有微饮，当从小便去之，苓桂术甘汤主之；肾气丸亦主之。”

本方由四味药组成，君以茯苓，臣以桂枝，苓、桂相配，通阳利水，主治阳虚饮停；佐以白术，苓、术相配，健脾利水，主治脾虚饮停；使以甘草，术、草相配，健脾和中，桂、草相配，辛甘化阳。可见，本方重在治疗饮停中焦，兼顾脾运不健和阳气虚馁。

本方证之成因，与误治伤及正气有关，或在误治前即有正虚。但立方宗旨在于祛邪而非扶正。临床上，本方证往往正虚明显，如误用、早用补药，多不见效。

如果单从药物组成分析，本方去通阳之桂枝，加补气之人参（党参），即为四君子汤。一药之易，即由祛饮方转为补气方。当然，四君子汤去利水之茯苓，加温中之干姜，即为补中温中之理中汤。可见，临证使用苓桂术甘汤时，不可轻去桂枝，也不可早用人参或干姜。换句话说，用时方四君子汤、六君子汤等类方是不可以治疗苓桂术甘汤证的。

上案中，患者久病喘息痰鸣，本次发病又经误治加重，面赤足冷，坐起都赖人扶靠，正气当属虚极。但前期治疗并没有直接取用大补元气之人参，而是取用苓桂术甘汤祛饮。前用大剂附子破阴，接用大剂白术健土制水。也许，人参当出现于善后方中。

处方之难，难于在治疗上需遵“虚则补之，实则泻之”，但在境界上需超越“虚则补之，实则泻之”。

（三）

关于痰与饮，皆为津液运行布化失常，停聚而成。方书多谓稠浊者为痰，清稀者为饮。实则中医病理概念多为审证求因的结果，治痰痊愈者即为痰，治饮痊愈者即为饮。

苓桂术甘汤治疗饮停中焦，二陈汤治疗中焦痰阻。二陈汤不能治饮，苓桂术甘汤不能治痰。尽管言之凿凿，但临证误辨、误治者并不少见。

理论上讲，饮证分泌物清稀，痰证分泌物黏稠；饮证舌苔多滑，痰证舌苔多腻；饮证脉象多弦，痰证脉象多滑。

临证上，痰与饮可相合为病，痰与饮又可各自与他邪相合，或合阴邪如寒痰、寒饮等，或合阳邪如痰热、饮热等，见症不一。临证每每需从细微处辨识，或者合用推理辨识。

一患久咳，盛夏诊治，处以小青龙加石膏汤，依常例书“寒饮化热证”。学生问，如何辨出热象？一时语塞。患者确实没有热象可辨，证非“寒饮化热”，仅“寒饮证”而已。为何用小青龙加石膏汤而不用小青龙汤？自问一遍，突然明白该如此回答：“张仲景用小青龙加石膏汤治疗寒饮化热（或郁热）证，李东垣在夏

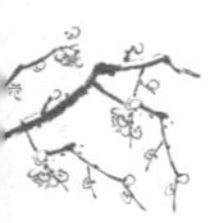

季用小青龙加石膏汤治疗寒饮证，加石膏属‘随时用药’之例。”

小青龙汤治饮如此，苓桂术甘汤治饮亦如此。临证确无刻板可循。

（四）

近代医家张锡纯在《医学衷中参西录》中指出：“苓桂术甘汤，为治上焦停饮之神方。”若三焦饮停偏于阳虚者，可合四逆汤加人参、威灵仙，即成加味苓桂术甘汤；“治水肿小便不利，其脉沉迟无力，自觉寒凉者。于术三钱，桂枝尖二钱，茯苓片二钱，甘草一钱，干姜三钱，人参三钱，乌附子二钱，威灵仙一钱五分。”

书中有较精彩的方解：“人之水饮，非阳气不能宣通。上焦阳虚者，水饮停于膈上。中焦阳虚者，水饮停于脾胃。下焦阳虚者，水饮停于膀胱。水饮停蓄既久，遂渐渍于周身，而头面肢体皆肿，甚或腹如抱瓮，而臌胀成矣。此方用苓桂术甘汤，以助上焦之阳。即用甘草协同人参、干姜以助中焦之阳。又人参同附子名参附汤，协同桂枝更能助下焦之阳。三焦阳气宣通，水饮亦随之宣通，而不复停滞为患矣。至灵仙与人参并用，治气虚小便不利甚效，而其通利之性，又能运化术、草之补力，俾胀满者服之，毫无滞碍，故加之以为佐使也。”

前言苓桂术甘汤治疗饮停中焦，此处又言治上焦停饮，似有不合。实际上，本方可治中、上焦阳虚饮停。笔者临证，如治疗中焦饮停，惯用苓、术、草加桂；如治疗上焦阳虚兼饮停，惯用桂枝甘草汤加苓术。思路不同，用方则一。

（五）

曾治邓某，女，45 岁。2011 年 5 月 30 日初诊。

主诉头晕、目胀一周，伴见胃脘痞满，时有呃逆，大便 2 ~ 3 日一行，睡眠欠佳，精神欠佳，不喜饮，腰困。舌质淡暗，舌苔白滑，脉细弦。

证属寒饮中阻、上逆。治以温中降逆化饮为法。方用苓桂术甘汤加减。

处方：茯苓 15g，桂枝 9g，生白术 12g，鸡内金 12g，吴茱萸 3g，枳实 9g，炙甘草 3g，生姜 3 片。3 剂，水煎服。

2011 年 6 月 2 日二诊：药后头晕减轻，呃逆减少，精神有好转。上方继服 7 剂。

2011 年 6 月 9 日三诊：头晕已愈，胃脘无不适，尚有目胀、腰困、睡眠欠佳。舌质淡暗，舌苔白，脉细缓。

证属肾元不足，气机失畅。治以行气化痰，补益肾元为法。方用温胆汤加减。

处方：姜半夏 9g，陈皮 9g，茯苓 15g，枳实 9g，竹茹 9g，杜仲 15g，怀牛膝 9g，蔓荆子 9g，炙甘草 3g。4 剂，水煎服。

药后睡眠好转，腰困、目胀不明显，停药。

按：本案首诊，头晕伴胃痞、胃逆，苔滑、脉弦，

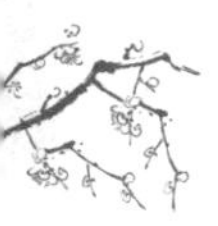

辨为中焦饮停、寒饮上逆，选用苓桂术甘汤，加吴茱萸、生姜，是考虑“藏寒”，仿当归四逆加吴茱萸、生姜汤例，加枳实、鸡内金，消痞和胃。

三诊见症较轻，辨证较难。前两诊治中焦，第三诊仍立足于中焦，苔白、脉缓确属中焦征象。腰困，考虑肾元不足；睡眠欠佳，结合目胀，考虑气津不畅？因无明显气血不调之象，也无饮证、湿证，故从痰阻气滞试治，用温胆汤调气化痰，兼有和胃之功；加杜仲、牛膝益肾气、治腰痛；加蔓荆子升清阳以治目胀。如此辨证用药，看似无章可循，疗效倒也确切。

辛开苦降治中焦

——半夏泻心汤漫谈

（一）

半夏泻心汤方出自《伤寒论》149条："伤寒五六日，呕而发热者，柴胡汤证具，而以他药下之，柴胡证仍在者，复与柴胡汤。此虽已下之，不为逆，必蒸蒸而振，却发热汗出而解。若心下满而硬痛者，此为结胸也，大陷胸汤主之。但满而不痛者，此为痞，柴胡不中与之，宜半夏泻心汤。半夏半升（洗），黄芩、干姜、人参、甘草（炙）各三两，黄连一两，大枣十二枚（擘）。上七味，以水一斗，煮取六升，去滓，再煎取三升，温服一升，日三服。"

后世注家多认为半夏泻心汤证是由少阳证误下后，邪热乘虚内陷，以致脾胃不和，寒热结于心下，升降失常，气机痞塞而成。清代医家柯韵伯在《伤寒来苏集》中明确指出："痞因寒热之气互结而成。"清代医家尤在泾在《伤寒贯珠集》中指出："痞者，满而不实之谓。夫客邪内陷，既不可从汗泄；而满而不实，又不可从下夺，故惟半夏、干姜之辛能散其结，黄连、黄芩之苦能泻其满。而其所以泄与散者，虽药之能，而

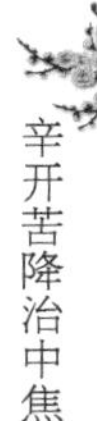

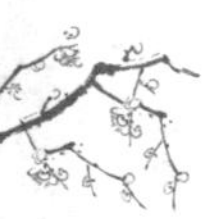

实胃气之使也。用参、草、枣者，以下后中虚，故以之益气，而助其药之能也。”

（二）

分析本方证成因，病起外感，发于太阳，过五六日转入少阳。本当治以和解，而误用下法，少阳证不见，而见心下痞满。

考少阳病的成因，“血弱气尽，腠理开，邪气因入”，故小柴胡汤中需要用人参、炙甘草、生姜、大枣，再合半夏，温中补虚。如果误用大黄、芒硝寒下，从临床所见来看，当转属太阴虚寒证，所谓的少阳郁热，离开少阳即无安身之地，当被硝、黄清泻而无存。这样一来，也就无法形成半夏泻心汤证（更不可能形成热实结胸之大陷胸汤证）。

《伤寒论》第110条有“此本柴胡证，下之而不得利，今反利者，知医以丸药下之，非其治也。”可见，当时之医有以丸药误下柴胡证者。刘渡舟教授在《伤寒论诠解》中说：“丸药多系巴豆制剂，其性辛热燥烈，以丸药泻下，肠道虽通，但燥热不去……”“据考证，后汉一些医生习用这类丸药治疗伤寒病，其结果是大便虽通，但内在的燥热不能根除，往往给进一步辨证治疗造成困难。”本方证当属用此类丸药误下而成。

误下，柴胡证已罢，自当不需要使用小柴胡汤。本中有虚，误下后中虚之证自当依然存在（或可加重，但不会减轻）。小柴胡汤重用柴胡，轻用黄芩，黄芩在方中仅占温中补虚药量的五分之一，可见小柴胡汤证的郁热重在郁。尽管下法为误用，但少阳之证已无，说明少阳之郁已开。郁开，也就谈不到热陷。因此，半夏泻心汤方证中的热主要是由误用丸药引起的燥热。这样理解，本证中中焦虚、寒、热并见也就顺理成章了。

从方药组成看，原有之中虚，仍然用人参、炙甘草、生姜、大枣、半夏治疗，考虑病证较少阳病为里，故以相对偏于走里之干姜易偏于走表之生姜。加用黄芩、黄连治疗丸药所引起的燥热。

至于心下痞满的形成，是在原有虚寒基础上燥热壅塞引起，是寒热并存，谈不到互结。

再看《伤寒论》第158条："伤寒中风，医反下之，其人下利，日数十行，谷不化，腹中雷鸣，心下痞硬而满，干呕，心烦不得安。医见心下痞，谓病不尽，复下之，其痞益甚。此非结热，但以胃中虚，客气上逆，故使硬也，甘草泻心汤主之。"

尽管文中说"此非结热"，看似文中所谓的下当指用大黄、芒硝类寒下法下结热。但试想，用寒下已下至腹中雷鸣、完谷不化、大便日数十行，并且在此基础上又复下之，人体有多少阳气可供如此寒下，如此寒下后身体内还可能有实热存在吗？还可能有使用黄芩、黄连清泻的机会吗？显然这里所讲的下仍然是巴豆类的热下剂。

本证并非由少阳误下而起，而是由伤寒中风误下而来。屡经误下，中焦阳气受损，故用人参、炙甘草、干姜、大枣、半夏温补中焦，考虑中虚较前为重，故

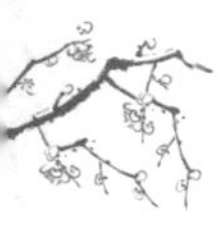

较半夏泻心汤重用甘草补中，尚有针对心烦、下利之缓急之用。仍用黄芩、黄连清解丸药之燥热。

这样分析下来，我们可以把半夏泻心汤证看作是在中焦虚寒证的基础上伴有实热内滞。半夏泻心汤方是由治疗中焦虚寒的人参、炙甘草、干姜、大枣、半夏和治疗中焦实热的黄芩、黄连两组药物组成。

谈到中焦虚寒，我们自然想到了理中汤。从药物组成看，理中汤去白术加半夏、大枣即为本方中温补中焦的药组。之所以用半夏而不用白术，是因为病位在心下而非脐腹部。

行文至此，自然，我们会联想到后世方理中汤加黄连，即连理汤。组方极似半夏泻心汤，当然，主治则完全不同。

上述分析是基于半夏泻心汤在《伤寒论》中治疗外感病误治后的变证。而后世所谓辛开苦降治疗中焦寒热互结证，多用于内伤病，属半夏泻心汤方的拓展应用。

（三）

清代医家柯韵伯在《伤寒来苏集》中指出：“痞因寒热之气互结而成，用黄连、干姜之大寒大热者，为之两解。”考寒、热二邪皆为无形之邪，必赖有形之邪始可互结。有形之邪为何？

清代医家张秉成在《成方便读》中指出：“夫痞之为病，皆由表邪乘虚陷里，与胸中素有之湿浊交相互结所致……然邪既互结于胸次，必郁而为热，所谓痞坚之处，必有伏阳……”论中所说仍拘于外感，实符合内伤痞证之成因，即在中焦虚（寒）的基础上湿浊化热，壅滞成痞。

清代医家张璐在《伤寒缵论》中指出：“泻心汤诸方，皆治中风汗、下后表解里未和之证。其生姜、甘草、半夏三泻心是治痰湿结聚之痞。方中用半夏、生姜以涤痰饮，黄芩、黄连以除湿热……”在湿浊的基础上又提出痰饮。

刘渡舟教授在《伤寒论诠解》一书中写道：“古方治痞，早已公认无疑。但古人认为本方证是属痰气痞，其内是否有痰，昔常疑之，不甚信服。后经治某司机，因其素嗜饮酒，患心下痞，并见时时恶心呕吐、大便不调，脉弦滑、舌苔白等证，遂辨为酒湿生痰，痰浊成痞。服本方一剂后，大便泻下白色黏液甚多，心下痞塞之证即十去其七，凡四剂而痊愈。由此方信痞证多夹痰，痰去痞则消之说。”

聂惠民教授在《聂氏伤寒学》中载一案：“患儿，5岁，男。1986年11月初诊。其母代诉：自幼体质虚弱，消瘦倦怠，易患外感，厌食尤甚，时时欲呕，腹胀不适，夜间更甚，大便日行1～2次，稀便且有不消化食物。经某医院化验检查，确诊为缺锌，故要求服中药。查体：发育尚可，营养不良，面色萎黄，头发焦枯，脉细数，舌质尖红，苔厚，淡黄。证属脾胃虚弱，小儿食积致痞。治以和胃消痞为宜，用半夏泻心汤主治。处方：清半夏8g，淡干姜3g，黄芩3g，黄连2g，党参8g，炙甘草2g，大枣3枚，焦三仙各6g，炒苡仁

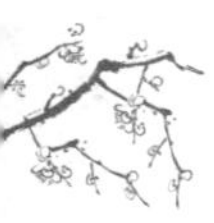

6g，茯苓6g，3剂，水煎去滓，日分三次服用。药后诸症皆有减轻，大便成形，守方共进8剂，诸症皆除，后调理脾胃而收功。”

本案方证中，有形之邪为食积。

可见，在内伤病中，半夏泻心汤多用于在中虚的基础上，寒热借有形之邪互结于心下之痞证。有形之邪或为痰积，或为湿浊，或为食积，当然也可见两种或三种邪的并见。

考有形之邪，无论痰积、湿浊或食积，三者有一共同表现即是舌苔腻。根据邪积之轻重，表现为或薄或厚。同时，根据合并寒邪、热邪的多少，可表现为或白或黄，临证多见黄白相兼。笔者在病历记录中常写“苔薄腻黄白”或“苔厚腻黄白”。为此，曾被一老师训教：黄就是黄，白就是白，哪有黄白色的？但笔者至今仍如此记录，因为看到的确实是“舌苔黄白”。

笔者临床上使用半夏泻心汤，多用于内伤病，辨证时主要抓住两点：一是舌苔腻，二是病位在心下（或以心下为主），疗效较好。

（四）

李克绍教授在《伤寒解惑论》中载一案：“李某，女性，年约六旬，山东大学干部家属。1970年春，失眠症复发，屡治不愈，日渐严重，竟至烦躁不食，昼夜不眠，每日只得服安眠药片，才能勉强略睡一时。当时我院在曲阜开门办学，应邀往诊。按其脉涩而不流利，舌苔黄厚黏腻，显系内蕴湿热。因问其胃脘满闷否？答曰，非常满闷。并云大便数日未行，腹部并无胀痛。我认为，这就是胃不和则卧不安。要使安眠，先要和胃。处方：半夏泻心汤原方加枳实。傍晚服下，当晚酣睡了一整夜，满闷烦躁，都大见好转。接着又服了几剂，终至食欲恢复，大便畅行，一切基本正常。”

半夏泻心汤治疗心下痞是通过补虚运中、辛开苦降、恢复脾升胃降来实现的。以此理推导，凡是由脾升胃降失常，即中焦气机升降枢纽失职的所有病证，只要存在中虚与寒热互结，都可以使用半夏泻心汤治疗。本案即为典型案例之一。

对于诸多慢性病、疑难病，笔者常从治疗脾胃入手。只要存在心下不畅（上可及胸、咽，下可及腹），舌苔见腻，笔者常以半夏泻心汤加减为开手方治疗。对于久治不效的病证，常有拨云见日之效。

（五）

考试时，老师命题通常喜欢出类似这样的题：试回答半夏泻心汤、甘草泻心汤、生姜泻心汤三方的异同。笔者始终不善于回答这类问题。笔者始终认为，对三方的比较，重要的是学习的过程，而不是记住结论。三方的不同，是“方随证转”的结果，是张仲景用方例举而已，我们当学其变方之法，而不是记住这些例方即可。于是，三泻心汤中，笔者至今只记住了半夏泻心汤，只会用半夏泻心汤加减。

笔者在使用半夏泻心汤时，或用原方，或加陈皮

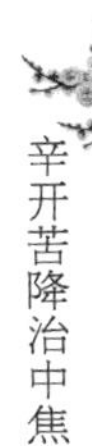

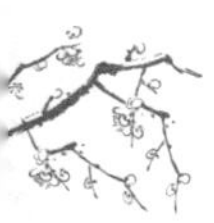

以宽中，或加枳实以降逆，或加吴茱萸以降浊阴，或加厚朴以畅腹气。当然，据证掌握补药与泻药的比例、寒药与热药的比例是使用本方成败的关键。

曾治李某，女，55岁。2011年1月7日初诊。

近1月来咽干、咽部憋堵，晚上较甚，每晚咽干致醒数次，需饮水以润，严重影响睡眠。体瘦面黄，纳食偏少，饮食不慎时胃脘痞胀，大便每日2～3次，精神欠佳。舌质暗红，舌苔薄白腻，脉细弦。

证属脾胃虚弱，升降失畅，中寒上热。治以辛开苦降，和中利气为法，方用半夏泻心汤加减。

处方：姜半夏9g，干姜6g，黄芩12g，黄连3g，党参6g，枳实9g，陈皮12g，桔梗9g，炙甘草3g。7剂，水煎服。

2011年1月14日二诊：咽干、咽憋明显减轻，精神好转。舌、脉同前。上方干姜、党参各改为9g，7剂，水煎服。

2011年1月21日三诊：偶有咽不利，晚上已不需饮水，睡眠好，纳食增加，大便日1次，近胃脘无不适。舌质淡暗，舌苔薄白，脉细缓。治以六君子汤益气和胃。

处方：党参12g，生白术12g，茯苓12g，姜半夏9g，陈皮9g，桔梗9g，炙甘草3g。7剂，水煎服。

按：从疾病诊断来讲，患者主诉咽干、咽部憋堵，专科医生多会诊断为慢喉痹（慢性咽炎），治疗可从清热润燥、化痰利咽入手，脾胃不足可酌加运脾和胃之品为佐。如此治疗，短期疗效尚好，但远期疗效欠佳。

笔者对此类病证，注意到胃脘痞胀、舌苔白腻，每从中焦入手，选用半夏泻心汤辛开苦降，恢复中焦气机之升降。患者为女性，咽部憋堵感较甚，故加用枳实降逆，陈皮宽中，桔梗利咽，三味理气药重在恢复肺脾胃肠之气机升降。

药后见效，二诊增益温补中焦力量。三诊时寒热之邪已不显，改方六君子汤益气和胃善后。

（六）

谈到半夏泻心汤治疗内伤病，自然我们会想到一个问题：李东垣是如何使用半夏泻心汤治疗内伤痞证的？

后世治痞名方中有一张方剂为枳实消痞丸，出自李东垣之手。我们不妨从这张方剂分析入手，看看李东垣如何使用半夏泻心汤。

《兰室秘藏·心腹痞门》："失笑丸，一名枳实消痞丸，治右关脉弦，心下虚痞，恶食懒倦，开胃进饮食。干生姜一钱，炙甘草、麦蘖面、白茯苓、白术，以上各二钱，半夏曲、人参，以上各三钱，厚朴四钱（炙），枳实、黄连，以上各五钱。右为细末，汤浸蒸饼为丸，梧桐子大，每服五十七丸，白汤下，食远服。"

从方剂组成看，本方为半夏泻心汤合四君子汤去黄芩、大枣加枳实、厚朴、麦蘖面而成。

半夏泻心汤合四君子汤，如此使用半夏泻心汤，在后世经方家临床上应该是极为少见的。

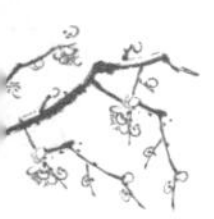

本方也见于《东垣试效方》一书。在该书"心下痞门"中，在方剂前有一段文字为"心下痞论"："《五常政大论》云，土平日备化，备化之纪，其养肉，其病痞，阴所至为积饮痞隔。夫痞者，心下满而不痛者是也。太阴者，湿土也，主壅塞，乃土来心下为痞满也……仲景立泻心汤数方，皆用黄连泻心下之土邪，其效如响应桴……"可见李东垣把内伤心下痞证定位在太阴湿土壅塞，泻湿土壅塞有赖黄连。故方中黄连重用，合以枳实、厚朴，苦以下气，开壅泻痞。上三味为方中主药。

证有虚实，黄连、枳实、厚朴所泻之痞为实。从内伤考虑，倘证有脾虚，自当合用补虚之品，故李东垣选用了与四君子汤合方。

应该说，半夏泻心汤治胃、治肠（王好古在《医垒元戎》中即把半夏泻心汤列在"阳明证"中），而枳实消痞丸治胃、治肠又治脾。也就是说，李东垣把一张治阳明之方加减为一张阳明、太阴合治之方。正如清代医家汪昂在《医方集解》中解读枳实消痞丸为"此太阴、阳明药也"。

当然，枳实消痞丸原方从补泻力量对比来看，泻大于补，以泻为主，此即后世所说的"消补兼施而以消为主"。倘药后见效，随着邪去痞减，自然接方需调整消补之剂量对比，收功自当以补为主。方以示例，活法在人而已。

（七）

日人吉益东洞在《药征》中指出："人参：主治心下痞坚、痞硬、支结也，旁治不食、呕吐、喜唾、心痛、腹痛、烦悸。"

日人汤本求真在《皇汉医学》中指出："人参以治胃衰弱痞硬，由于新陈代谢机能之减衰为主目的，与续发之食欲不振、恶心呕吐、消化不良、下利等之症状为副目的而用之。反之，则必有害而无效也。故假令虽有胃衰弱之征，然无心下痞硬，则不宜用本药。虽有心下痞硬，若非此机能减衰之候，亦不宜用本药。"

按上述认识，人参主治心下痞。那么，半夏泻心汤在治疗心下痞时，人参当为必用之品。

关于人参，自从《神农本草经》始，历代医家对其认识颇有分歧，这也许和人参的产地、种类不同有关。

《药征》中又云："人参出上党者，古为上品，朝鲜次之。今也上党不出，而朝鲜亦少也。其有自朝鲜来者，味甘非其真性，故试诸仲景所谓心下痞硬而无效也，不可用矣。""乃今余取产于本邦诸国者用之，大有效于心下痞硬。"而产于本邦、本邦所用之人参味苦："然则其苦也者，是人参之正味。"用法为"去土气而锉用，谨勿杀苦也。"

可见，所谓人参主治心下痞坚、痞硬、支结的前提是性味苦之日本本土所产人参，并且未经炮制。如

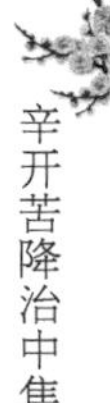

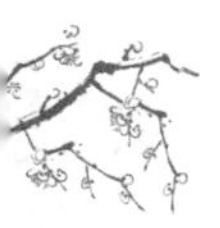

果照搬至我们今日临床，也许并不符合。

当今临床，患者在药店所配制到的人参，无论红参或白参，都是经过炮制的，属性味甘温补益之品，即使代用党参，也属甘温补益之品，并非治疗心下痞所必需。笔者在使用半夏泻心汤时，往往早期不用或少用人参（或党参），待症状有所缓解时，逐步加用或加量，使用着眼点也并非心下痞，而是中气虚。

近代医家程门雪指出："泻心虽有三方，而以芩、半、姜、连四味为主，三方均必用之，其间黄芩、半夏一对，黄连、干姜又一对，铢两悉称，配合之精，后人万不能及也。芩、连苦寒降泄，姜、半辛温开化，用必相兼，或二或四，不可偏废，此四味乃治胸痞之正药，余药随症转移，非一定也。方中人参、甘草、大枣三味，乃因误下之后，自利日数十行，为正虚而设，并非治其胸痞者也，因症而加减之可耳。"（《书种室歌诀二种》）

多途辨识用经方

——谈麻黄细辛附子汤的应用

读医案，历来是中医临床者的必修课。

好的医案，能让医者对医理慧然心悟。好的医案，能让读者与作者心灵沟通。

近读民国时名医王雨三所著的《治病法轨》一书，虽立论不无所偏，但字字从临证中来，读来朴实可信。正如秦伯未在序言中所说，"无迂远之论，无隐约之词，无浮泛之方。"

作者认为："脉理为医者至切至要之法。""倘医者不明脉理，犹船行海洋间之浓雾中，无指南针以指引，不辨方向而驶，能不倾覆而登彼岸者难矣。"书中所载验案，皆以脉论证、处方。读及盗汗一案时，不禁掩卷沉思，思考经方，思考用方。

（一）

凭脉识证，使用经方。

"盗汗用神奇法治愈案：刘河医士顾锡荣，年四十余岁，患盗汗如注之症，自用柏子仁丸、当归六黄汤（柏子仁丸：柏子仁、五味子、麻黄根、人参、白术、半夏、牡蛎、麦麸、枣肉和丸。当归六黄汤：生地、熟

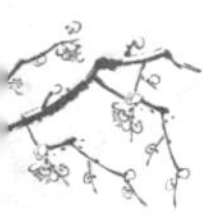

地、黄芪、黄芩、黄连、黄柏）等，服之反剧。甚至目一交睫，即冷汗如注，被褥均如浸在水中，形瘦神疲，久已卧床不起矣。邀予诊之，其左尺脉弦紧异常。予曰：此系风寒两邪入于足少阴之证，宜用麻黄附子细辛汤，加桂枝、别直参以治之。彼闻而骇异曰：我汗即如是之多，岂可再用麻黄、细辛发汗之大药，毋乃汗出亡阳乎。予曰：汗为心之液，凡人之心气归宿于肾则寐，兹寒邪埋伏于肾中，心气入肾，则受寒邪之刺激，是以目一瞑而即冷汗如注也。且肾与膀胱相为表里，肾受寒邪，则膀胱之气化亦不行，一身之水气，不由膀胱之大门而出，尽由偏门而出矣，故冷汗有如是之多。若不去其在肾之寒邪，此汗绝无休止之日。若说是虚，则柏子仁丸、当归六黄汤，服之而早已获效矣，何以服之而反甚耶。要知此汤，虽属麻黄、细辛之发汗厉药，惟用桂枝、别直参以监制之，其中有不可言传之妙。盖盗汗已久，必毛孔不固，用桂枝、别直参者，一则助麻黄、细辛之力，将肾经之寒邪一扫而尽，再则俟寒邪去后而固闭其毛孔也，绝无汗出不止之理，请安心服之，必有奇验。经予一再申辩，始照方服之。孰料一剂而果愈。”

从书后“应用诸方”中可知，案中所用麻黄附子细辛汤的剂量当为：麻黄、细辛各三钱，附子（炮）一钱。

本案从脏腑辨证说理，虽非尽善，但案治始终让人叫绝。年过四十，盗汗如注，形瘦神疲，从证而辨，当属内伤无疑。所用柏子仁丸、当归六黄汤治疗内伤盗汗，已高出“盗汗属阴虚”辈许多。而作者凭“左尺脉弦紧异常”，断为“风寒两邪入于足少阴之证”，是外感，非内伤。治用麻黄细辛附子汤加味，竟然一剂而愈。识证用方，经方捷效如此！

凭脉识证，据证立方，此为使用经方途径之一。

从理论上讲，使用经方，凭脉识证已足够。正如作者所言，“惟有凭脉之论证，不论其外表所见何证，决无不应手者。”

但脉学难精，临证者每有“心中了了，指下难明”之感。何况素体因素、宿病影响、用药影响等，使很多患者脉象表现不典型。于是，很多时候，临证需要脉症合参。《伤寒论》中的大部分方证条文即示例临证当如此用方。

（二）

脉症合参，使用经方。

麻黄细辛附子汤出自《伤寒论》第301条：“少阴病，始得之，反发热，脉沉者，麻黄细辛附子汤主之。”单凭脉沉，并不能辨出某一具体证候，但在前述症状反应的基础上，如见脉沉，则为麻黄细辛附子汤证。此即《伤寒论》所倡导的典型的“辨脉证并治”临床用方法。

曾治王某，男，40岁。2009年12月8日初诊。

自诉近2月来精神欠佳，不耐劳作，畏寒喜暖。昨日外出晚归，晚上突发高热，自服“感冒通”2片，汗出热退。诊见恶寒，精神不振，头痛，口不干，咽

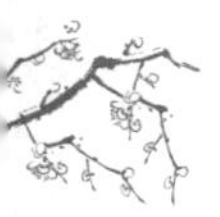

不痛，舌质淡，舌苔薄白，脉沉细。

辨为“少阴病”，用麻黄细辛附子汤温解寒邪。

处方：生麻黄9g，细辛3g，制附子（先煎）12g。1剂，水煎热服，嘱服药后捂被休息。

次日来诊，患者自诉上午看病后，中午发热渐甚，头痛加重，上药煎1次，趁热顿服，服后捂被休息，很快即沉睡，醒后发现汗出遍身，周身清爽。未再服药。诊见外感已解，仍有乏力、畏寒、脉沉细无力。阳虚阴盛，治以温阳补益。

处方：生麻黄3g，细辛3g，制附子（先煎）12g，干姜9g，红参12g，炙甘草9g。7剂，水煎服。

之后，减去麻黄、细辛，加用枸杞子、菟丝子等补肾之品，调理2月余，精神充沛，身体康健。

本案初诊，突发恶寒、发热，可辨为外感病。口不干、咽不痛，可辨为伤寒而非温病。恶寒、发热、头痛，症似太阳病，而初起即精神不振，脉沉细，又非太阳病。综合判断，可辨为太阳、少阴合病，治用麻黄细辛附子汤两解太阳、少阴，药后汗出而解。

关于麻黄细辛附子汤的主治，历代《伤寒论》注家有不同的认识。有认为主治虚寒之人患太阳病，如清代医家程应旄在《伤寒论后条辨》中指出：“脉沉者，由其人肾经素寒，虽表中阳邪，而里阳不能协应，故沉而不能浮也。”有认为主治少阴病经证者，如明代医家万全在《伤寒摘锦》中指出：“此少阴本经自受风寒之证也，为邪在经，属表，故宜汗之。麻黄附子细辛汤，乃少阴经表药也。”有认为主治太阳、少阴两感者，如清代医家吴谦等在《医宗金鉴》中指出："少阴之里寒，兼有太阳之表热也。"当代医家刘渡舟在《伤寒论诠解》中指出："少阴病，本为阳虚之证，应以无热恶寒为主。今反见发热，而脉反沉，则发热为太阳受邪，脉沉则为少阴阳虚，这种表里同病，则叫做'两感'为病"。而当代医家冯世伦教授认为，本方主治外邪内饮证，《解读张仲景医学》："少阴病是阴寒表证，应以无热为常。始得之病在表，脉也不应沉，今既发热而脉又沉，故谓反发热。沉脉是寒饮在里的反应，脉沉者，这也是外邪内饮之证，故以麻黄附子细辛汤主之。"

以上各家立论不同，观点各异，但反映到临床上，具体到麻黄细辛附子汤方证时，似乎分歧不大，都用于外感伤寒初起，阳气不足（或不振），发热、脉沉者。

（三）

明辨内外，拓展经方应用。

上案二诊，所用方剂实为四逆汤加人参合麻黄细辛附子汤。从上面论述可知，麻黄细辛附子汤是治疗外感病的，外邪已解，本无再用之理。那么，本案适用，其理何在？

患者初诊，恶寒、发热为新感，而近2月来精神欠佳，不耐劳作、畏寒喜暖为内伤，为内伤阳气虚弱。二诊时，外邪已解，治当温补阳气。之所以合用麻黄细辛附子汤，并非取其治疗外感之功，而是取其温振、

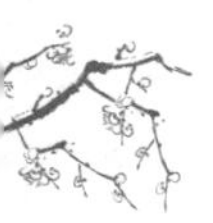

温通阳气，为进一步温补作铺垫。不取其开表，故麻黄量减。

也就是说，在本案二诊中，麻黄细辛附子汤已由一诊的治疗外感病转为治疗内伤病，这一转化，伴随着该方功效的改变、剂量的改变以及配伍的变化。

从着眼于邪气、治疗外感病，到着眼于正气、治疗内伤病，客观上扩大了经方的使用范围。具体到麻黄细辛附子汤，其功效由两解太阳、少阴（或温阳解表），扩展到温振、温通阳气。其主旨由太阳、少阴两感（或阳虚外感），扩展到内伤阳气虚弱。

（四）

推理辨证，拓展经方应用。

曾治高某，女，47 岁。2011 年 4 月 23 日初诊。

患者为体力劳动者，近 1 年来屡患崩漏，经口服中药治疗，月经渐规律。近 2 周左膝肿痛，影响行走，故来诊。诊见左膝肿痛，肤色未变，周身困乏，精神欠佳，纳食尚可，大便调。舌质淡暗，舌苔薄白，脉大。

证属阳气虚弱，湿停络阻。治以温阳益气，利湿通络为法，方用麻黄细辛附子汤加味。

处方：生麻黄 5g，细辛 3g，制附子 12g，生黄芪 20g，怀牛膝 10g，防己 10g。3 剂，水冲服。

4 月 26 日二诊：药后昼夜昏睡，除他人唤醒进食三餐外，多数时间处于沉睡状态。左膝肿痛明显减轻，周身困乏也有所缓解。上方继服 7 剂。

5月3日三诊：昏睡渐减，精神明显好转，左膝已无肿痛，活动自如。舌质淡暗，舌苔薄白，脉细缓。嘱服补中益气丸善后。

本案初诊，脉症合参，并不能直接辨出麻黄细辛附子汤证。即使辨出病机，似乎麻黄细辛附子汤也不是首选方剂。之所以选用麻黄细辛附子汤，主要依据推理。络阻因于湿停，湿停因于阳气虚弱，在补气利湿基础上，取用麻黄细辛附子汤温振阳气、温通经络之功。

经方的临证使用，由“有是证，用是方”，进而参合医理的推导，也是拓展经方临床运用的途径之一。

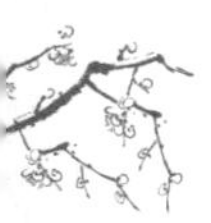

肾燥不合，相火妄动

——封髓丹浅识

（一）

曾读《增评柳选四家医案》，见评语中有“黄柏、砂仁名封髓”一语，知封髓丹为古代医生心目中的习用常方。

《医宗金鉴》有“封髓丹为固精之要药”赞语。

清代医家郑钦安在临证中体会到：“此一方不可轻视，余常亲身阅历，能治一切虚火上冲，牙疼、咳嗽、喘促、面肿、喉痹、耳肿、面赤、鼻塞、遗尿、滑精诸症，屡获奇效，实有出人意外、令人不解者。余仔细揣摩，而始知其制方之意重在调和水火也。至平至常，至神至妙，余经试之，愿诸公亦试之。”（见《医理真传》）

而当代中医界，除继承蒲辅周经验使用三才封髓丹治疗口疮等病变外，似很少论及封髓丹一方。而后学者根据郑氏的“调和水火”一语，以及“虚火上冲”诸病症，临证时也无法真正理解和运用该方。

（二）

考封髓丹一方，最早见于元·许国祯编纂的《御药院方》一书“补虚损门”中。原文：“封髓丹：降心火，益肾水。黄柏三两，缩砂仁一两半，甘草。右件捣罗为细末，水煮面糊稀和丸如桐子大，每服五十丸，用苁蓉半两，切作片子，酒一大盏，浸一宿，次日煎三四沸，滤去滓，送下，空心食前服。”

本方有“降心火，益肾水”之功。但是，用我们现在的观点分析，方中四味药，既没有降心火的药（如黄连之类），也没有益肾水的药（如地黄之类）。

还有，本方出自“补虚损门”，而方中除肉苁蓉外，他药并无补益之功，肉苁蓉也非方中主药。

用方首在明理，理不明则良方也无用武之地。

（三）

一日，读《续名医类案》，见“齿门”下有易思兰治一人齿痛不可忍，诊其脉“上两部俱得本体，惟二尺洪数有力”，断为“此肾经火邪太盛也”。易氏案后自注：“肾脉不沉濡而洪数，是所不胜者侮其所胜，乃妻入乘夫，肾经中已有火邪矣”。肾水所不胜者为心火，心火所胜者为肾水，也就是说，肾经中火邪是由心火侮肾所致。案中用药是以“黄柏为君以滋肾水，泄肾火”。读及此处，联想到封髓丹方，恍惚明白，方中以黄柏为君，“降心火”，实即泻心火侮肾所致之肾火，“益肾水”实即泻肾火以保肾水。古人的思维和我

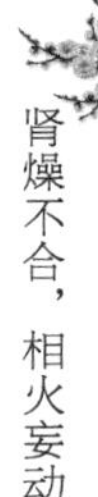

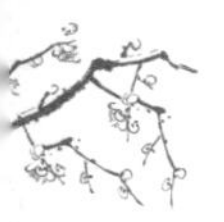

们的思维略有出入而已。

黄柏一味，泻火、益水兼备，已成一方。或佐甘草（原方中剂量缺），加强泻火、益水之功，成一方也已足够。张仲景就有大黄甘草汤、芍药甘草汤、桂枝甘草汤、甘草干姜汤等方，黄柏与甘草组方，“降心火，益肾水”，境界也直抵经方，为什么又要加入缩砂仁呢？毕竟，砂仁辛温、香燥，既不利于降火，也不利于益水。

《医宗金鉴·删补名医方论》引赵羽皇的话说，“若缩砂仁者，以其味辛性温，善能入肾，肾之所恶在燥，而润之者惟辛，缩砂仁通三焦达津液，能内五脏六腑之精而归于肾。”这里提到肾燥、辛润。《黄帝内经》中说：“肾苦燥，急食辛以润之，开腠理，致津液，通气也。”《本草纲目》中说：“肾恶燥，以辛润之，缩砂仁之辛，以润肾燥。”可以这样认为，方中砂仁之功在于润肾燥。水不足则燥，水足则润，那么“益肾水”也即“润肾燥”之互辞。只不过，砂仁辛润肾燥是通过辛散温通、布化气液而完成，与地黄类药直补肾水截然不同。

《慎斋遗书》载一案：“一妇泄泻，两尺无神，此肾燥不合也。”用肉苁蓉为君润肾燥而愈。张东扶在注文中说：“肾燥不合，四字妙极。凡物润则坚密无缝，燥则破绽有痕。”又说：“余因慎斋肾燥不合之语，因思滑精一证，理亦同情。”“封髓”，不就是治“肾不合”？善治“肾不合”所致滑精，不就是“固精之要药”？

至此，我们可以这样认为，封髓丹方所治病证为在肾燥不合基础上的相火妄动（即肾火弥漫）。该病证既不同于治疗肾阴亏虚、虚火上炎的知柏地黄汤证，也不同于治疗阴气太盛、逼阳上浮的潜阳丹证（潜阳丹：砂仁、附子、龟板、甘草），更不同于治疗脾胃虚弱、阴火上冲的补中益气汤加黄柏证。当然，封髓丹方也与泻心火、益肾水的黄连阿胶汤方绝非同类。

如果把砂仁理解为治疗中焦湿阻而将封髓丹用于治疗湿热病证，甚或通过加味治疗与肾燥、相火无关的病证，这属于方证使用范围的扩大，而非原方证。

（四）

刘某，女，78岁。2010年12月10日初诊。

患者主诉近几年“火大”，时轻时重。自觉头热，身热，常需盖单被、穿单衣。时发咽痛、牙痛，近1月来间歇性鼻衄。口舌干燥，常饮“凉白开”，平素喜食水果。精神尚好，易心慌，手足心常热。纳食好，睡眠尚可，“上火”较甚时大便干燥，但凌晨4～5时起床则必须大便，且大便不成形。舌质淡暗，舌苔白，脉弦大。

证属阳虚阴盛，肾燥不合，相火妄动。治以温阳潜阳，益肾泻火。方用封髓丹合附子甘草龙牡汤加味。

处方：制附子（先煎）12g，砂仁（后下）12g，黄柏12g，生龙、牡（先煎）各30g，丹皮15g，炙甘草12g。14剂，水煎服。

2010年12月28日二诊：药后头热、身热明显减轻，自觉周身舒适许多，口舌干燥减轻，饮水减少，

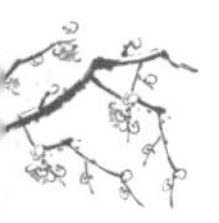

咽痛、牙痛不明显，鼻衄未发。舌象同前，脉大稍减。上方去丹皮，继服 14 剂。

药后诸症渐平，停药。

按：患者高龄体弱，久治不愈，初诊时颇感棘手。头热、身热，咽痛、牙痛，而晨泻、舌淡、脉弦大，当属阳虚阴盛、真寒假热之证，当以温振阳气、破阴纳阳为治。但仔细辨识，患者喜饮“凉白开”，喜食水果（瓜果属阴），手足心常热，且精神并未出现少阴病之“但欲寐”，据此认定，证中之热并非全部为假热（不除外假热），有真热在内，即相火。明确有无相火的意义在于是否可以选用黄柏。

相火因何而来？源于肾燥。肾燥源于阴盛，阴盛源于阳虚。

治疗上，以封髓丹加丹皮益肾泻火，合附子甘草龙牡汤温阳潜阳，取效倒也快捷。

（五）

读《谢映庐医案》，见有用滋肾丸治疗阳缩不伸一案：

“陈春初乃郎，将婚，服补养丸剂半月，反致两足无力，阳痿不举。医谓当用大补，加附子、鹿茸，服之无算，渐至两足难移，玉茎尽缩。诊得肾脉独大，右尺尤甚，与滋肾丸一斤，服至一半，阳事已举。药毕，步履如旧。此孤阳不生之义也。”

阳剂壅补，助生相火，耗损肾阴。阴水不充，相火内焚，肾阳无由而生，故见阳缩不伸。治疗关键在于清相火而存肾阴。相火清则肾阴无由而耗，阳生阴长自为生理之事。

当然，服药半斤即阳事复举，也有前服附子、鹿茸余力之功。

本案相火内生之因与上述有别，用滋肾丸取得佳效，可供临证参考。

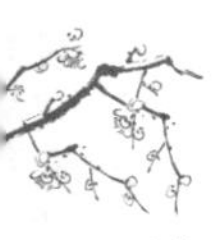

明辨外感内伤，拓展经方应用

一、讨论一则经方医案

张某，女，28岁。2010年11月25日初诊。

主诉阵发性咳嗽2月余。病起于空腹饮冷。咳嗽呈阵发性、连续性，干咳无痰，咳则胸憋，晚上较白天咳嗽多发，影响睡眠。口干不喜多饮，纳食尚可，大、小便调。舌质淡暗，舌苔薄白，脉沉细弦。

证属寒饮内停，肺失宣降。治以温化寒饮为法，方用小青龙汤加减。

处方：生麻黄3g，桂枝3g，干姜3g，细辛3g，姜半夏9g，生白芍9g，五味子9g，生甘草3g。7剂，水煎服。

2010年12月2日二诊：上方服1剂，咳嗽即明显减轻。现症见咽干、偶咳，舌苔薄白，脉细弦。治以温化寒饮佐以利咽。

处方：生麻黄3g，炒杏仁12g，干姜3g，细辛3g，五味子9g，射干12g，桔梗12g，生甘草6g。5剂，水煎服。

药后无不适，停药。

讨论：

本案为临证常见病。对本案的辨证论治，我们可以做如下假设。

1. 用脏腑辨证

咳嗽日久，干咳无痰，舌质偏暗，舌苔不腻，脉象显细，可辨为肺阴虚证；咳嗽呈阵发性，考虑风邪内滞；纳可、便调，说明脾胃无损，病在上焦。治疗可以考虑以养肺阴为主，兼祛风邪。可选用养阴清肺汤加减。

我们还可以这样辨：病症为咳嗽，病起于空腹饮冷，属冷饮伤肺，肺气上逆。晚上咳甚属肺寒，胸憋为胸阳不展，口干为肺不布津。脉沉主里，细弦主饮停、饮郁。综合分析，证属寒饮内停，肺失宣降。治疗当以温化肺家寒饮为法。治疗选方，如考虑到咳嗽呈阵发性，夹有风邪，可选用小青龙汤；如只考虑温化寒饮，恢复肺气宣降，可选用苓甘五味姜辛半夏杏仁汤。

2. 用六经辨证

咳嗽日久，晚上较甚，脉象沉而不浮，病变不当在三阳，应在三阴。在三阴病中，既没有典型的"腹满"、"自利"之太阴病，也没有"但欲寐"之少阴病，更没有"厥热胜复"之厥阴病。

那么，究竟该属六病中的哪一病呢？

也许有人会说，脉证表现不典型是因为夹了饮邪。那么，饮邪是如何辨出来的？显然单单依据脉象见弦是不够的。

有人又说，脉象见弦结合久咳，就可辨出饮邪，因久咳多见肺家寒饮。这种辨证仍属于猜测，凭经验

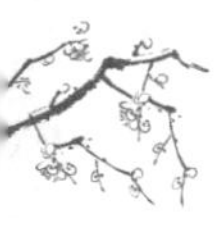

推断，仍然不能上升到理论层面。还有，即使辨出饮邪，还必须继续辨出三阴三阳六病中属于哪一病合并了饮邪。

也许有人会说，那还需要辨吗，那不明摆着是一小青龙汤证嘛!

这不属于典型的六经辨证法，这属于方证对应法。

3. 用方证对应

本案用方证对应的思维凭直观感觉很容易辨证为小青龙汤证。唯一不太支持的是，小青龙汤证当有清稀痰，而不是无痰；小青龙汤证脉象当浮或偏浮，而不应沉。但采用方证排除法，如果找不到较小青龙汤证更为合适的方证时，可以辨为疑似小青龙汤证，先试用小青龙汤治疗以观变化。

通过上述分析，我们可以看出，本案用六经辨证难度较大。用脏腑辨证和方证对应两种方法，所用方剂是不一样的，甚至是背道而驰的。

从临床实践来看，本案用脏腑辨证法，选用养阴清肺汤和苓甘五味姜辛半夏杏仁汤两方治疗，都是可以短期见效的，但都不可能治愈。前者留邪、闭邪，会使病程继续延长；后者见效稍慢（较小青龙汤方），且很快会出现口干、咽燥等反应。

本案选用小青龙汤方，应当是最恰当的选方。案中所用首方，从方药组成看，属小青龙汤方。但从所用剂量看，很多学者会认为并不是小青龙汤方。因经方的组成不单指药物，也包括剂量。正如清代医家陈修园在《伤寒论浅注》中所说，“《伤寒论》及《金匮》

方出自上古及伊尹汤液，明造化之机，探阴阳之本，所有分两、煮法、服法等，差之一黍，即大相径庭。”

考小青龙汤方出自《伤寒论》第40条：“伤寒表不解，心下有水气，干呕、发热而咳，或渴，或利，或噎，或小便不利，少腹满，或喘者，小青龙汤主之。”论中明言小青龙汤治疗“伤寒表不解，心下有水气。”清代医家陈修园在《伤寒论浅注》中说：“此一节言伤寒太阳之表，而动其里水之气也。”即后世所说的外邪引动里饮。又说：“本方散心下水气，藉麻黄之大力，领诸药之气布于上，运于下，达于四旁。内行于州都，外行于元府，诚有左宜右有之妙。”小青龙汤由麻黄汤加减而来，治疗“伤寒表不解”，自然当以麻黄为君药。金代医家成无己在《伤寒明理论》中即指出：“麻黄味甘辛温，为发散之主，表不解，应发散之，则以麻黄为君。”

既然方中以麻黄为君药，那么麻黄的用量理应不少于他药。原方剂量为麻黄、桂枝、芍药、干姜、细辛、甘草各三两，五味子、半夏各半升。有学者指出，用小青龙汤，麻黄在方中剂量最大，方能显出“青龙为神物”之效。

如果在本案中，依上述用法，麻黄在方中剂量最大，可能的结果是咳嗽顿减而喘、汗并作。

为什么？

因为案中没有“伤寒表不解”，没有“伤寒”。

因为本案为内伤病，而非外感病，是在空腹阳气相对不足的情况下冷饮内伤所致。

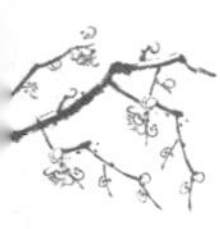

实际上，小青龙汤原本是治疗外感病的，在本案中被移用于治疗内伤病。既然病在里而不在表，就不需要使用大剂量麻黄、桂枝、细辛去发表，而只取小剂以温通阳气。佐以相对剂量较大的走里的白芍、半夏、五味子，保证了全方作用部位在里而不在表。

"青龙为神物，最难驾驭。"用得其宜，效如杆影；误用过用，祸亦旋踵。此为历代医家所共识。刘渡舟在《伤寒论诠解》中指出："……在临证时对年高体弱、婴幼儿童，特别是心肾机能虚衰的患者，仍要慎用，恐有拔肾气、动冲气、耗阴动阳之弊。对于一般的病人，使用本方也只是在喘咳急性发作时的救急之法，不可久服多用。且一旦疾病缓解，即应改为苓桂剂温化寒饮，以善其后。"

本案既非急性发作，也非见效即止，而是连服7剂，并未见任何副作用。

为什么？

因为本案属内伤病，所用小青龙汤已非原方，而是剂量上做了加减，加减为可以较长时间服用的方剂。

而上述小青龙汤使用注意和禁忌只适用于治疗外感病时。

那么，什么是外感、内伤？外感、内伤对经方的使用有什么影响？

二、关于外感、内伤

外感、内伤，属中医病因学分类范畴。

外感，即"感于外"，是指从外感受六淫、疫疠之邪而发病。

内伤，即“伤于内”，是指由于七情过极、劳逸过度、饮食失调等致病因素从内导致气机紊乱、脏腑受损而发病。

用中医阴阳思维认识，凡病不出此外、内二字。

《素问·疏五过论篇》:“帝曰：凡未诊病者，必问尝贵后贱，虽不中邪，病从内生，名曰脱营。”虽为举例，同时也说明，在古人最朴素的认识中，发病原因有二,一是“中邪”，二是“内生”。中邪即外感，内生即内伤。

应当说明的是，中医的发病是正气与邪气相互作用的结果，中医的病因主要是“审证求因”的结果。临证中还经常用到“以治求因”，即以治疗结果推测可能的病因。

《吴医汇讲》:“外感、内伤，为证治两大关键，然去其所本无，复其所固有，两言可尽之也。盖六淫外袭，身中气血，日失和平，一切外感有余之症，有须汗、吐、下、和之治，皆是去其所本无也。若七情受伤，腑脏有损，身中气血，日就亏耗，一切内伤不足之症，有须滋填培补之治，皆是复其所固有也。”这是从治疗的角度认识外感、内伤。与上述从受病的角度认识略有不同。

内伤病与杂病是有区别的。清代医家吴楚在《医验录二集》中说:“读东垣先生书，而叹其分辨内伤、外感之功为至大也。夫内伤、外感为人生之常病，然治之不当，常也，而变异出焉矣。”杂病与内伤病不能

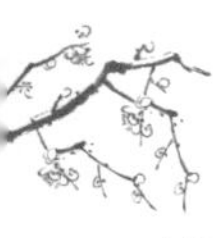

截然分开，但杂病更侧重于此处所说的“变异”。

三、如何明辨外感、内伤

金元医家李东垣首次列专篇明辨外感、内伤。《内外伤辨惑论·卷上》从多个方面论述了外感与内伤的辨别，具体如下：

辨脉：人迎脉大于气口为外伤，气口脉大于人迎为内伤。外感风寒，其病必见于左手；内伤不足，其病必见于右手。并指出，以脉辨之，“岂不明白易见乎！”之所以从证候辨别，是“但恐山野间卒无医者，何以诊候，故复说病证以辨之。”

辨寒热：外伤寒邪，发热恶寒，寒热并作，热发于皮毛之上，且寒热无有间断，保暖不能御其寒。

内伤寒热，但避风寒，及温暖处，或添衣盖，温养其皮肤，所恶风寒便不见矣。发热为浑身燥热，袒衣露居，近寒凉处即已，或热极而汗出亦解。且寒热非并作，热作寒已，寒作热已。

辨手心手背：外感风寒，手背热，手心不热；内伤不足，手心热，手背不热。

辨口鼻：外伤风寒，外证必显在鼻，鼻气不利，声重浊不清利，其言壅塞，气盛有力，口中和；内伤不足，外证必显在口，口失谷味，腹中不和，不欲言，声怯弱，口沃沫多唾，鼻中清涕或有或无。

辨气少气盛：外伤风寒，气盛声壮；内伤不足，气怯声低。

辨头痛：外证头痛，持续不已；内证头痛，时作时止。

辨筋骨四肢：外伤风寒，筋骨疼痛；内伤不足，四肢沉困。

辨饮食：伤寒证虽不能食，而不恶食，口中和，知五味，亦知谷味；内伤证恶食，口不知五味，亦不知五谷之味。

辨渴与不渴：外感风寒，三日以外邪气传里，始有渴；内伤不足，必不渴，或心火炽而有渴。

以上辨证，从不同的角度阐释了外感与内伤的不同。当然，此处外感并非广义外感，主要论述的是内伤与外感风寒的辨别。

实际上，李东垣在此主要想说明内伤与伤寒的区别，"辨惑"的起因是目睹当时之医固守《伤寒论》之理法方药治疗内伤病，枉死无数。"余在大梁，凡所亲见，有表发者，有以巴豆推之者，有以承气汤下之者，俄而变结胸、发黄，又以陷胸汤、丸及茵陈汤下之，无不死者。"

验之临床，上述辨别外感、内伤内容，即使加上后世医家的补充、完善，也远远不能满足实际需要。甚至很多时候"无法"明辨，而需要推理，以理推测。

笔者在学习李东垣著作时，深感李东垣所倡导的明辨外感、内伤在临床上的重要性。但当他人问及如何明辨时，常常又不能简要地说清道明。其实，李东垣在著书时可能也面对同样的困惑，没有能力用文字准确地表述自己的思想。

清代学者高学山在《伤寒尚论辨似》中谈到伤寒

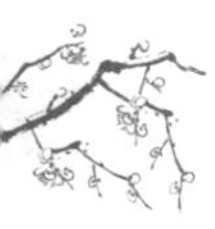

传经时说过这么一段话:“伤寒传经之路,错综变幻中,各有一定踪迹,然文词写不尽,图像画不全,后之学者,无津可问,致与金丹剑术,同为绝学。不知传经模糊,则用药全无把握,于是诋仲景之方为不用者,比比也。”

明辨传经如此,明辨外感、内伤何尝不如此!

四、经方体系是以治疗外感病的思维构建的

很多学者不会同意这一观点。

学术研究中,客观存在“横看成岭侧成峰,远近高低各不同”的现象。套用一句哲学语言可以这样说:所谓经方体系,是经方研究者眼中的经方体系,而不是经方体系本身。

所谓“治疗外感病的思维”,即从其对发病的认识和对病变的治疗,重点着眼于邪气。用金元医家张子和的表述恰能说明这种理念:“夫病之一物,非人身素有之也。或自外而入,或由内而生,皆邪气也。”“邪气加诸身,速攻之可也,速去之可也,揽而留之何也?”

经方的载体是张仲景所著的《伤寒论》和《金匮要略》。读这两部经典著作,我们可以发现张仲景是最擅长祛邪的医家之一。在六经病证治中,治疗太阳病的主药麻黄、桂枝,治疗阳明病的主药石膏、知母和大黄、芒硝,治疗少阳病的主药柴胡、黄芩,治疗三阴病的主药附子、干姜、吴茱萸等药物,无一不是为祛邪而设。病至少阴,甚至濒于“死症”,仍为“急温

之”，而非“急补之”，用药以干姜、附子为主，而补药人参并不见多用。这一点可以体会清代医家陈修园所说的“仲师法”：“四逆、白通以回阳，承气、白虎以存阴……危急拯救，不靠人参。”（《长沙方歌括》）即便是在《金匮要略》中，治疗杂病仍从外感立论，所用方药也多着眼于祛邪。即使在“虚劳”篇中，用药也以“辛甘合化”、“酸甘合化”、“阴阳合化”为主，而非直接用补。

当然“伤寒之中有万病”，经方可以“统治百病”，这是临床事实。但是，正本清源，张仲景著作中的经方以及经方所承载的理论（如六经辨证），确实是主要针对邪气、以祛邪为主的。反过来说，以祛邪为主的这一类学说，包括后世医家如刘河间、张子和的学说，的确更适合于对外感病的治疗。

五、李东垣以脏腑辨证构建了“内伤学说”

李东垣是在精研《内经》、《难经》的基础上，目睹时医固守《伤寒论》治病的时弊，从临床实践出发，创立了“内伤学说”。应该说，内伤学说是为补伤寒学说的不足而产生的。

李东垣是非常推崇伤寒学说的，在其著作中多处引用张仲景的观点，也多有取用经方者。《内外伤辨惑论》中明确指出：“易水张先生云：仲景药为万世法，号群方之祖，治杂病若神。后之医者，宗《内经》法，学仲景心，可以为师矣。”其弟子王好古在老师授予“不传之妙”后，终于对仲景书“洞达其趣”，著成

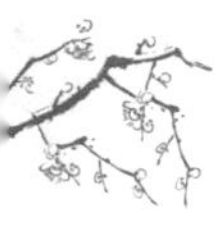

《此事难知》。

但，李东垣在创立内伤学说时，并没有取用张仲景所创立的六经辨证法，而是采用了脏腑辨证法作为内伤学说的辨证手段，言必五行、脏腑，少谈阴阳、六气。即便是取用经方，也多以五行学说、脏腑理论作解。如在《脾胃论》中谈到芍药甘草汤时是这样解读的："腹中痛者，加甘草、白芍药，稼穑作甘，甘者己也；曲直作酸，酸者甲也。甲己化土，此仲景妙法也。"取用五苓散是为治疗饮伤，"治烦渴饮水过多，或水入即吐，心中淡淡，停湿在内，小便不利。"也不提太阳病。

创立内伤学说，采用脏腑辨证而不用六经辨证，表面上看起来和师承授受有关，与其老师张元素倡导脏腑辨证用药有直接的关系，同时上承《小儿药证直诀》和《中藏经》的脏腑辨证。但仔细思考，验之临证，这种选择也有其必然。

从理论上梳理，六经辨证始终落脚在给邪以出路。病在表，以汗解；病在里，以吐、下而解；病在半表半里，或枢转以外达，或清泻以内消。恰好适用于以"邪气"立论的外感病。脏腑辨证始终强调脏腑的功能、脏腑之间的关系，不足者补，太过者泻，不升与过降者升，不降与过升者降。确实更适用于以"正气"立论的内伤病。

六、以治疗内伤病的思维拓展经方的应用

所谓"治疗内伤病的思维"，即从其对发病的认识

和对病变的治疗，重点着眼于正气。用金元医家李东垣的观点以偏概全，就是“内伤脾胃，百病由生”。

经方的生命长青，一方面需要正本清源，另一方面需要拓展应用。实际上，历代经方学者有意无意都在做着这两方面的工作。

经方的拓展应用，至少可以有两种方式：一种方式是扩大经方所治病证的范围，另一种方式是扩大或补充指导经方使用的理论体系。前一种方式是历代经方学者所惯用的，如《伤寒论》中的小柴胡汤治疗少阳病，后世医家用其治疗疟病，治疗诸多发热病，治疗小儿、老人感冒，当代医家用其治疗诸多免疫系统病变等。而后一种方式也被部分经方学者有意无意地使用，但很少有学者明确提出。

张仲景选用了以阴阳学说指导下的六经辨证构建起了“外感学说”（实际上温病学派构建的卫气营血辨证和三焦辨证也是六经辨证的余绪），李东垣选用了以五行学说指导下的脏腑辨证构建起了“内伤学说”（与伤寒、温病之外感学说截然有别）。当然，六经辨证是可以用于治疗内伤病的，脏腑辨证也是可以用于治疗外感病的。那么，出身于外感学说的经方，可不可以用内伤学说指导使用呢？脱离六经辨证，在脏腑辨证指导下使用经方，是不是经方的发展呢？

答案当然是肯定的。

胡希恕先生明确提出：“《伤寒论》的六经来自八纲。”冯世纶老师经过详实的论证指出：“经方方证源于神农时代，《汤液经法》标志了经方发展，《伤寒论》

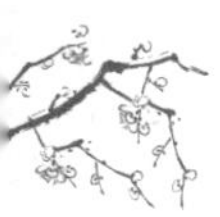

标志了经方理论体系的确立。由《神农本草经》到《汤液经法》一脉相承的不仅仅是方药、方证，更重要的是八纲辨证理论，是经方自成体系的理论。经方六经辨证论治理论，是在古代方证积累的基础上，由方证积累，进而进行分类而形成的，其理论是基于八纲，是张仲景及其弟子认识到了表里之间尚有半表半里病位，这样使八纲辨证变成为六经辨证。”笔者认为，这一认识更接近于经方体系本身。

而后世很多经方学者，对六经辨证从五行学说作解，以脏腑辨证解读经方方证和应用经方，也经得起临床检验。孰是孰非，聚讼日久。

笔者认为，六经辨证和脏腑辨证是两套独立的辨证论治体系。以治疗外感病的思维，用六经辨证解读经方方证、指导经方应用，是符合张仲景创建外感学说体系的，是恢复经方的本源。以治疗内伤病的思维，用脏腑辨证解读经方方证、指导经方应用，更适用于后世创建的内伤学说体系，是后世对经方的发展。

经方的功效是通过其治疗具体病证所体现出来的。经方用于外感学说体系，有其特有的功效，而移用于内伤学说体系，其相应功效也会随之而变。这样，客观上拓展了经方在临床上的应用范围。举例如下：

麻黄汤治疗外感病，功在发汗解表；治疗内伤病，功在温通阳气，宣肺散寒。

桂枝汤治疗外感病，功在解肌发汗；治疗内伤病，功在调和脾胃。

小青龙汤治疗外感病，功在解表化饮；治疗内伤病，功在温肺化饮。

小柴胡汤治疗外感病，功在调和表里；治疗内伤病，功在调和肝（胆）脾（胃）。

大承气汤治疗外感病，功在急下存阴；治疗内伤病，功在泻下通便。

白虎汤治疗外感病，功在清散里热；治疗内伤病，功在清泻胃热。

理中丸（汤）治疗外感病，功在祛寒止泻；治疗内伤病，功在温补脾胃。

麻黄附子细辛汤治疗外感病，功在温阳散寒；治疗内伤病，功在温通阳气。

四逆汤治疗外感病，功在散寒回阳；治疗内伤病，功在振奋阳气。

四逆散治疗外感病，功在疏达阳郁；治疗内伤病，功在调和肝脾（气血）。

七、明辨外感、内伤，确定治疗大法

李东垣在《内外伤辨惑论》一书中开篇就明确指出："曰甚哉！阴阳之证，不可不详也。"阴阳之证，即内伤、外感之证。并进一步指出："概其外伤风寒，六淫客邪，皆有余之病，当泻不当补；饮食失节，中气不足之病，当补不当泻。"如果不能明辨而误治，"古人所谓实实虚虚，医杀之耳！""所谓差之毫厘，谬以千里，可不详辨乎！"

一般来说，外感病的病变关键在于外邪，治疗着眼点在于祛邪外出，治法以泻法为主，处方用药力求

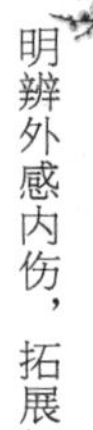

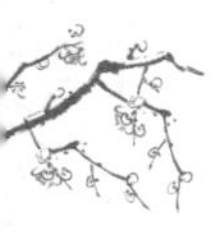

"霸道"；内伤病的病变关键在于正虚，治疗着眼点在于恢复脏腑的功能，治法侧重使用补法，处方用药以"王道"为主。

清代医家吴鞠通在《温病条辨》中对这两种不同治法作了形象的比喻："治外感如将，治内伤如相。"并进一步解释：治外感如将，"兵贵神速，机圆法活，去邪务尽，善后务细。盖早平一日，则人少受一日之害。"治内伤如相，"坐镇从容，神机默运，无功可言，无德可见，而人登寿域。"

近代"火神派"医家祝味菊在《伤寒质难》中指出："伤寒之机转，以外趋为顺"。"伤寒而正气虚者，宁用附子而不用人参，以附子走而人参守也。"明代"温补学派"医家张景岳曾以人参、熟地、附子、大黄为药中之四维，推人参、熟地为良相，附子、大黄为良将。可以说，温补学派着眼于"内伤"、"正气"，为善用"相"者；伤寒学派着眼于"外感"、"邪气"，为善用"将"者。

当然，内与外，补与泻，虚与实，都是相对而言。有外感中见内伤者，有内伤中夹外感者；有外感病以虚证为主者，有内伤病以实证为急者；有以泻为补、邪去正自复者，有以补为泻、正复邪自去者。此皆需临证者圆机活法，知常达变。常者，即"治外感如将，治内伤如相"。

需要说明的是，由食积、气郁等病因所引起的内伤病，表现以邪实为主，治疗也以祛邪为法，但治疗的着眼点仍然在于恢复脏腑的功能与脏腑之间的关系。

李东垣曾明确指出:“内伤用药大法，所贵服之强人胃气。”套用李东垣的这句话，扩而广之，不妨可以这样说:“内伤用药大法，所贵服之强人脏腑”。脏腑强健，则食不易积，气不易郁，内伤病也无由可得。

八、明辨外感、内伤，判断病程、疗程

一般来说，外感病的病程、疗程相对较短，内伤病的病程、疗程相对较长。当然，外感病也有病程长而治疗颇费周折者，内伤病也有病程短而随治即愈者。对病程、疗程的初步判断，就病者而言，便于更好地做到与医者的配合，配合治疗；就医者而言，便于对治疗方案的整体把控，以及从选药到服药的细节把握。

历史上，有名医外号“某一贴”者，意指处方用药一贴即愈。也有名医外号“某百付”者，意指一张处方需连续服用百付。从医者角度认识，“一贴”者，治疗着眼于祛除邪气，主要适宜于治疗外感病；“百付”者，治疗着眼于正气，着眼于脏腑、气血功能的恢复，主要适宜于治疗内伤病。

九、明辨外感、内伤，解读经方剂量

经方的剂量，是历代经方学者关注的重点。

关于附子的用量和用法，历代医家每有争论。

有开方即用，常用量就是几十克、上百克，甚至使用数百克的医家都有。代表医家如近、现代的“火神派”。

但当我们读“易水学派”医家的著作时，我们发

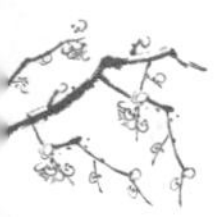

现“易水学派”使用附子极其审慎。张元素在《医学启源》中说：“(黑附子)其用有三：去脏腑沉寒一也。补助阳气不足二也。温暖脾胃三也。然不可多用。”李东垣在《脾胃论》中反复叮咛，大寒大热药只宜“暂用”，“此从权也”，“不可以得效之故而久用之”。附子正属“大热药”。王好古在《汤液本草·东垣先生用药心法》中说：“凡用纯寒、纯热药，必用甘草，以缓其力也。”在《阴证略例》中说：“古人用附子，不得已也。”

我们不禁要问：“难道易水学派的医家们不善用、不敢用附子？”

易水学派代表医家之一罗天益在《卫生宝鉴》一书中载有两案。

一案是罗天益治参政商公之中寒腹痛自利，用附子温中汤：干姜、黑附子各七钱，人参、甘草、芍药、茯苓、白术各五钱，草豆蔻、厚朴、陈皮各三钱。上十味㕮咀，每服五钱或一两。水二盏半，生姜五片，煎至一盏三分，去渣，温服，食前。

此案中附子每服约七分或一钱四。

还有一案是罗天益治曹德裕男妇伤寒自利腹痛，以四逆汤三两加人参一两、生姜十余片、连须葱白九茎，水五大盏，同煎至三盏，去渣，分三服，一日服之。至夜利止，手足温，翌日大汗而解。继以理中汤数服而愈。

此案中附子每剂以两计。

案一附子为小剂，案二附子可谓大剂。

上述两种用法，看似截然相反，让后学者常常无所适从。以致惯用大剂者，一生不会开小剂；习用小剂者，终生不敢用大剂。

实际上，用外感和内伤理论去理解，上述问题就可迎刃而解。大剂附子在于祛邪，小剂附子在于温阳。治疗寒邪外伤需大剂，治疗阳气内伤需小剂。尽管大剂附子可以回阳，但回阳仍立足于祛寒，与补阳明显有别。

“易水学派”轻用、慎用附子是基于“内伤”。

附子如此，麻黄、桂枝、石膏、知母、大黄、芒硝、柴胡、黄芩、干姜、吴茱萸等药俱如此。

十、明辨外感、内伤，解读《伤寒论》第279条

《伤寒论》第 279 条：“本太阳病，医反下之，因而腹满时痛者，属太阴也，桂枝加芍药汤主之。大实痛者，桂枝加大黄汤主之。”

对于此条所述之证，有学者认为是太阳病，有学者认为是太阴病。

1. 从太阳病作解

本条文叙述精简明晰，随文释义，似也不难理解。但仔细分析，本太阳病，当指“脉浮，头项强痛而恶寒”，主要指桂枝汤证或麻黄汤证。这两个方证通常会见到口中和，口不苦，咽不痛。从“医反下之”分析，可能伴见大便偏干，或大便数日未行。在误下之前，患者并未见里热征象。如果这种误下是用大黄、芒硝，

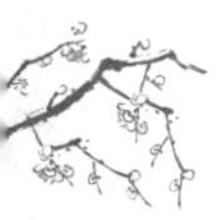

甚或甘遂等寒性泻下药，误下后应当出现里虚寒表现，也就是出现典型的太阴病，“腹满而吐，食不下”，“时腹自痛”以及“自利”。治疗应当用以干姜、附子为主药的“四逆辈”。而本条文中，误下后出现了需要用寒凉药芍药和大黄所治的“腹满时痛”和“大实痛”，可见这种腹痛为热痛而非寒痛。而这种热痛的出现，寒性泻下药是无法引起的。这样，我们可以推导出这里误下所用的泻药应当是热性药，也就是以巴豆类药物为主的热性泻药。

既然是热性泻药引起的腹痛，热属外来而非内生，加之病程较短，治疗当属较易，用寒性之芍药、大黄当能应手而愈。这样说来，条文中“腹满时痛”并非太阴病之“时腹自痛”，方中桂枝汤也并非为太阴病而设，也非治疗腹痛之需要，而是为治疗“太阳病”而设，因误下后太阳表证仍在。

从上述分析，我们可以认为：本条所治为太阳病而见里实热。胡希恕先生即持类似观点。《胡希恕伤寒论讲座》：“他这个本来是太阳病，误下引邪入里，这个腹满是实满，不是虚满，这个痛也是实痛，也不是虚痛……如果实满实痛轻微者，用芍药就行，他表不解你得配合桂枝汤啊，所以桂枝汤加重芍药就可以了。要是大实大满，那你非通大便不可，还得加大黄啊。”

冯世纶老师在解析本条时也明确指出本条所论方证属阳证而非阴证。《中国汤液经方》：“太阳病宜汗不宜下，医者不依法发汗，而反下之，使表邪陷于里，而为表里并病，因使腹满时痛。属太阴者，以腹满时痛的症状言也。其实此腹满并非太阴病的虚满，此时痛，亦并非太阴病的寒痛，是阳证而非阴证。以表未解，故以桂枝汤以解外，加量芍药以治腹满痛。若大实痛，为太阳阳明合病，宜更加大黄以下之。”

临床上，对于发热类疾病，伴见腹胀、腹痛、便干者，我们也常用桂枝汤合小承气汤加减治疗，腹痛甚者我们经常会适当重用芍药，这种用方用药法其实即可视为用桂枝加芍药汤、桂枝加大黄汤加减。对于部分皮肤病，既表现为在表的太阳病，同时又见里证者，也多有使用桂枝加芍药汤、桂枝加大黄汤的机会。理论上讲，既然柴胡加芒硝汤、大柴胡汤主治证仍以少阳病为主，那么桂枝加芍药汤、桂枝加大黄汤主治证也以太阳为主，是可以讲得通的。

2. 从太阴病作解

很多注家认为本条方证当属太阴病。如陈修园在《伤寒论浅注》中指出：“本太阳病，医反下之，太阳之气陷于太阴之地中，因而腹满时痛时止者，乃太阳转属太阴也。宜启下陷之阳以和不通之络，以桂枝加芍药汤主之。若满甚而为大实，常痛不定以时者，此脾胃相连，不为太阴之开，便为阳明之合。以桂枝加大黄汤主之，权开阳明之捷径，以去脾家之腐秽。”临床上，桂枝加芍药汤、桂枝加大黄汤确实也常用于没有发热、恶寒的里证。

但是，单用太阴病似乎又不能顺理成章地对本条作出圆满解释，因此，刘渡舟先生很巧妙地从肝脾不和、气血不和角度入手作解。《伤寒论诠解》：“若属太

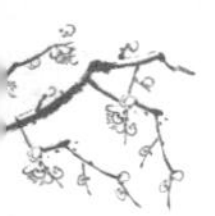

阴虚寒，寒湿内阻，升降失常的证候，则应见吐利。而今不见吐利，只见腹满时痛，说明非为阳虚寒湿之证，而是太阴脾脏气血阴阳不和，肝木乘土之证。”

桂枝汤，外可调和营卫，内可调和脾胃、调和阴阳，这是被历代医家临床实证的。同时，桂枝入肝，暖肝平木；芍药走肝，养肝柔肝，桂枝汤又有很好的调和肝脾功能的作用。基于此，以桂枝汤为主方加味而成的桂枝加芍药汤也常用于肝脾不和、气血不和的内伤杂病。刘渡舟先生的解释也是从临床而来、符合临床实践的。

3. 思考

同一方证，同一条文，从太阳病作解，从太阴病作解，看似阴阳各异，水火不容，而又都可以经得起临床的检验。

为什么？

从外感和内伤角度可以对上述问题作圆满破解。从太阳病作解，适用于外感病；从太阴病作解，适用于内伤病。桂枝加芍药汤用于外感病重在祛邪，用于内伤病重在调和。

十一、明辨外感、内伤，解读柴胡桂枝干姜汤方证

柴胡桂枝干姜汤方证出自《伤寒论》第147条：“伤寒五六日，已发汗，而复下之，胸胁满微结、小便不利、渴而不呕、但头汗出、往来寒热、心烦者，此为未解也，柴胡桂枝干姜汤主之。”

对该条文和该方的解读，胡希恕先生和刘渡舟先生分别提出了自己的认识，选录于下。

胡希恕先生在《胡希恕伤寒论讲座》该条文下开首就说："此方常用。"接下来解释："胸胁满微结，胸胁满为柴胡证，微结，里面微有所结，结得不厉害，但是有所结。我们用柴胡桂枝干姜汤，就是个（人）体会，各注家都没这么注，这个柴胡桂枝干姜汤利于大便干，这也奇怪，有人一看又有干姜，又有桂枝，就认为偏温，其实这个药，大便稍溏，用它就是要泻的。所以微结，就是里头微有所结，（只）是结得不像阳明病及结胸病那样结得凶。"又说："在临床上有无名的低热，用此方很好，没有其他的表证，但现些柴胡证，我用此方治低热，治得很多，找不出来什么原因，如肝炎低热的用此方可解除。""花粉本身有润下的作用，再加上咸寒的牡蛎一起，有通大便的作用。"

刘渡舟先生在《伤寒论诠解》中指出："根据本方的药理作用和临床实践，用之治疗少阳病而兼太阴脾家虚的证候，确为对证之方。与大柴胡汤治疗少阳病而兼阳明胃家热实的证候相对比，恰有寒热虚实对照鉴别的意义。少阳不但为表里之枢，也为阴阳之枢，故临近于太阴。当少阳病内及太阴之时，则可见脘腹胀满、便溏不调、脉缓无力等证。在临床上某些慢性肝病的患者，常可见到这类证候，它既有口苦、口渴、心烦、胁痛等肝胆热郁之证，又有便溏、腹胀、纳差等脾胃虚寒之象。由于本方寒热并用，肝脾同治，既清肝胆之热，又温脾胃之寒，故用于治疗这类寒热错

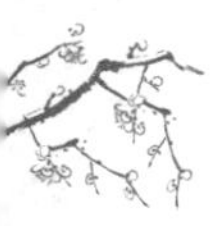

杂的肝脾疾患，疗效卓著。”

我们从这两段文字中可以看出，两位老先生都是从临床角度解读的。我们可以确信，两位老先生都是实话实说，彼此在临床上也就是这样用的。

问题出来了。同一方证，便干和便溏截然相反，而两种说法又都是来源于实践，都没有错。

为什么？

可以这样认为：如果我们从“外感”立论，治疗着眼于“邪”，那么柴胡桂枝干姜汤证重在邪气郁结，临证当见郁结所致大便偏干。如果我们从“内伤”立论，治疗着眼于“正”，那么柴胡桂枝干姜汤证重在脏腑功能失常，临证当见脾寒所致大便偏稀。

十二、对变应性鼻炎（鼻鼽）的临证认识

变应性鼻炎（AR）是由 IgE 介导的鼻黏膜慢性炎症反应性疾病，属中医“鼻鼽”范畴。AR 患者是以鼻过敏症状，如鼻痒、鼻塞、鼻涕、喷嚏不断等为特征性表现，同时伴有全身精神和形体一系列临床症状。并且可以出现各种并发症，如鼻窦炎、鼻息肉、哮喘、中耳炎等。严重影响患者的学习和工作效率，导致生活质量下降。随着社会工业化的进展和现代生活方式的改变，AR 的发病率有逐年增加的趋势，并且这种趋势是全球性的。

中医对鼻鼽的认识和治疗，历代医家多有探索和发展。但时至今日，我们面对的事实是，中医中药对 AR 的临床疗效，既不能让患者满意，也无法让医生

满意。以教科书为代表，大部分学者多认为本病属肺、脾、肾阳气不足，外感风寒或异气，或有郁热。治疗常用方剂有玉屏风散方、补中益气汤方、肾气丸方、清肺脱敏汤方等。也有不同的学者从痰饮立论、从阴血不足立论、从内风立论等，还有学者立足于中、西医结合，使用专病专方治疗等。但从临床实际来看，中药治疗的长期疗效不太稳定，短期疗效往往不及西药。并且，一旦辨证、用药失误，往往能加重患者痛苦。

笔者对AR的治疗，经过了较长的摸索过程，大致经历了以下3个阶段。

面对AR患者，病症发作时痛苦万分，不发作时又如常人，真如“神灵所作”。舌脉可无异常，经常处于“无证可辨”（实际上主要因素是辨证水平太低）。对于一名初涉临床的中医来说，最可怕的事莫过于“无证可辨”了。于是，只好使用专病专方专药，也就是说使用实验室研究有抗过敏作用的方和药，同时辅以辨证加减。常用方如过敏煎方、脱敏煎方等，常用药物主要是“风药”。这种用方用药法，对辨证要求不高，而又多能见效，对于一个对自己要求不高、患者的期望值也不太高的年轻医生来讲，似乎也可满足了。这是治疗AR的第一阶段。

但随着治疗工作的进一步开展，患者对医生期望值的提高，问题也接踵而至。见效后的下一步怎么办？原法原方继用往往止于见效，甚至连见效都无法维持。于是，依教科书，使用脏腑辨证法，治肺、治

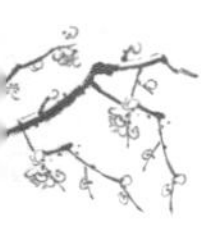

脾、治肾、治风、治郁热，常用方如玉屏风散方、补中益气汤方、肾气丸方、苍耳子散方、泻白散方、葶苈大枣泻肺汤方等，疗效明显高于专病专方专药治疗。但经过一段时间的实践，突然发现自己的临床疗效又止步不前了，对于一部分疗效欠佳的患者，不另辟蹊径，别无选择。这是治疗 AR 的第二阶段。

思维的形成是容易的，打破固有思维是困难的。进与病谋，退与心谋，披阅古籍，学习今贤，终于由脏腑辨证走入了六经辨证，把六经辨证的理法方药运用到 AR 的临床治疗中，顿觉豁然开阔。从三阳病到三阴病，在 AR 患者身上都可见到。用方从麻黄汤方、桂枝汤方、麻黄桂枝各半汤方、小青龙汤方、小柴胡汤方、柴胡桂枝汤方、葛根黄芩黄连汤方，到理中汤方、四逆汤方、麻黄附子细辛汤方、吴茱萸汤方、当归四逆汤方、乌梅丸方等，圆机活法，随证治之。尽管疗效不能十全，但已远远超越于固定的方、刻板的证了。

审视 AR 应当属于内伤病还是外感病？大部分学者认为应属内伤病，治疗应当以补为主。但笔者经过多年来的实践与思考，认为 AR 应当属于外感病。

明确 AR 属于外感病的意义在于，临证治疗时，首要的任务是祛邪而不是扶正。从麻黄、桂枝，柴胡、黄芩，葛根、石膏，到干姜、附子、细辛等用药，皆为祛邪而设。人参、黄芪、熟地黄、补骨脂等补药不宜早投。

十三、麻仁丸治疗内伤便秘可如此加减

麻仁丸出自张仲景的《伤寒论》，全方组成为：麻子仁、芍药、枳实、大黄、厚朴、杏仁，蜜和丸。第247条说："趺阳脉浮而涩，浮则胃气强，涩则小便数，浮涩相搏，大便则硬，其脾为约，麻仁丸主之。"

润肠丸出自李东垣的《脾胃论》，全方组成为：大黄、当归梢、羌活、桃仁、麻子仁，炼蜜为丸。"治饮食劳倦，大便秘涩，或干燥闭塞不通，全不思食，乃风结、血结，皆能闭塞也，润燥、和血、疏风，自然通利也。"《兰室秘藏》和《东垣试效方》两书中也载有该方。

方书中多认为，麻仁丸由小承气汤加麻仁、杏仁、芍药、白蜜组成，具有润肠通便，"泻阳明有余之燥热，滋太阴不足之阴液"的功能，为润下剂中的代表方，主治肠胃燥热之便秘。

《兰室秘藏·大便结燥门》在润肠丸等方前面有一段总论，论中明确提到"仲景云：小便利而大便硬，不可攻下，以脾约丸润之。"后世所谓脾约丸即仲景之麻仁丸。《脾胃论·脾胃损在调饮食适寒温》在润肠丸等方前面有一句话："前项所定方药，乃常道也，如变则更之。"也就是说，在李东垣笔下，润肠丸为"知常达变"之方。麻仁丸属常，润肠丸属变。那么，从麻仁丸到润肠丸，也属于李东垣"知常达变"之法。李东垣是如何"达变"的？为何要"达变"呢？

从表面看来，两方除同时用到麻子仁和大黄外，

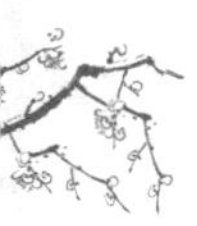

似无其他相似之处。但仔细对比可以发现，芍药与当归俱为和血养血药物，杏仁与桃仁俱为“仁”类润肠药物。也就是说，有这种可能，李东垣在组成润肠丸时，取用了麻仁丸中的麻子仁、大黄，同时去掉了酸苦“益津”（《汤液本草》）的芍药，改用了辛润和血的当归梢；去掉了温润走气的杏仁，改用了温润走血的桃仁（《汤液本草》引东垣语：“桃杏仁俱治大便秘，当以气血分之。”）。

经过上述加减后，麻仁丸中剩下了枳实、厚朴，润肠丸中剩下了羌活。可以这样认为，李东垣进一步去掉了枳实、厚朴，加用了羌活。枳实“沉也，阴也。”厚朴“苦能下气，去实满而泄腹胀。”而羌活，气味俱轻，“升也，阴中之阳也。”（引文出自《珍珠囊药性赋》）也就是说，李东垣在这一加减中，改降泄为升清。

为什么要这样加减呢？《伤寒论》中麻子仁方出自“阳明篇”中，主治邪入（传）阳明的“胃家实”。而《脾胃论》中的润肠丸方主治“饮食劳倦”所致的大便干燥秘涩。可以这样认为，在李东垣看来，麻仁丸主治仍是以“外感病”为主，治疗重在祛邪。而要移用于治疗内伤病，必须经过适当加减，这样就衍化出了润肠丸。当然，润肠丸也是以祛邪为主，但作用明显和缓于麻仁丸，同时注意到了恢复中焦脾胃的升降协调。并且，在李东垣理念中，这种用方用药法，都属于“从权”、“暂用”之法。

当我们临证面对习惯性便秘、老年性便秘患者时，当我们在想到麻仁丸时，也应当想到润肠丸。两方的微妙区别在于外感和内伤的不同。

十四、几则经方案例

1. 柴胡桂枝汤加减案

武某，女，46岁。2010年6月20日初诊。

近一周周身不适，困乏无力，睡眠欠佳，双目涩痒，唇干脱屑，咽部不利，皮肤欠润，双下肢浮肿。平素月经规律，本月延后10天尚未至。

舌质红，舌苔薄白，脉细弦缓。

证属三焦不畅，气血失和，气水不利。

治以调畅三焦，化气利水。

方用柴胡桂枝汤加减。

处方：柴胡9g，桂枝9g，黄芩12g，生白芍12g，姜半夏9g，茯苓15g，猪苓15g，生甘草3g。5剂，水煎服，日1剂，早、晚分服。

2010年6月27日二诊：服上方1剂，月经即至，前两日为暗红咖啡色，第三日色转正常，经行五日止。经至即诸症开始缓解，睡眠好转，精神好转，唇干渐减，皮肤渐润。现唯觉双下肢有困乏感，已不浮肿。上方生甘草改为炙甘草，继服5剂停药。

按：本案起病与月经该至不至有关，无外感病史，当属内伤病。诸症表现杂乱，非用一脏一腑病变可以解释。综合诸症，月经不至为气血不畅，下肢浮肿为气水不利。气血不畅则周身不适，困乏无力，睡眠欠佳；气水不利则目涩、唇干、咽不利、肤欠润。诸症

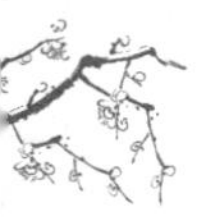

皆为气、血、水三者运行输布失和所致。而人体三焦、营卫为气、血、水三者运行之通道，故选用柴胡桂枝汤调和营卫、三焦，加猪苓、茯苓合桂枝化气利水。考虑病属内伤，所用柴胡、桂枝并非解外，故柴胡、桂枝的用量较黄芩、白芍为少；正虚不显，加之舌质红，故方中未用人参、生姜、大枣之温补，且前方甘草用生未用炙。

本案如用时方治疗，极易选用逍遥散加减。在本案中，柴胡桂枝汤较逍遥散为优的关键一点在于化气调营之桂枝一味。

2. 麻黄附子细辛汤加减案

赵某，男，42岁。2010年6月6日初诊。

近两周来困乏喜睡，腰困膝软，纳食尚可，大小便调，无四逆，无汗出。

舌质淡红，舌苔薄白，脉沉细缓。

证属肾虚精亏，阳气不振。

治以补益肾元，温振阳气。

方用麻黄附子细辛汤加减。

处方：生麻黄5g，细辛3g，制附子6g，枸杞子10g，菟丝子10g，怀牛膝10g。7剂，水冲服（用中药免煎颗粒，下同）。

2010年6月13日二诊：药后精神明显好转，腰困、膝软俱减轻。上方加补骨脂10g，7剂，水冲服。

药后无不适，停药。

按：本案属内伤、正虚无疑。本案并非“少阴病，始得之，反发热，脉沉者。”选用麻黄附子细辛汤，且用小剂，取其温振阳气、温通阳气之功。在温通阳气基础上使用补肾药，较单用补肾药更为效捷。

3. 四逆汤加减案

张某，女，54岁。2009年12月9日初诊。

近一年来精神欠佳，时有心悸，睡眠欠佳，夜尿较频（每隔1～2小时1次）。近一月来颜面及双下肢浮肿，头欠清利。纳食尚可，大便时干时稀，口不干。

既往有高血压病史20余年。一周前检查，血脂偏高，空腹血糖正常，餐后血糖偏高，尿常规正常。

舌质淡暗，舌苔白润，脉沉细。

证属阳气虚馁，寒饮内停。

治以温振阳气，温化寒饮。

方用四逆汤加减。

处方：制附子6g，干姜3g，炙甘草3g，茯苓10g，猪苓10g。7剂，水冲服。

2009年12月17日二诊：药后颜面及双下肢浮肿渐消，睡眠、精神俱有好转。舌质淡暗，舌苔白润，脉沉细。上方加石菖蒲6g，7剂，水冲服。

2009年12月24日三诊：诸症俱减，精神进一步好转，夜尿2次。舌质淡暗，舌苔薄白，脉沉细。上方去猪苓、石菖蒲，7剂，水冲服。

2010年12月31日四诊：渐无不适，精神、睡眠好，心悸已，夜尿1～2次，无浮肿，纳可，便调。上方加红参5g，7剂，水冲服。

药后无不适，停药。

按：本案从六经辨证易辨为太阴病或少阴病，选

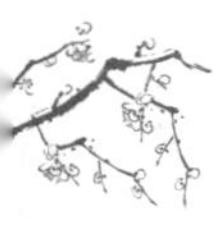

用“四逆辈”或“真武汤加减”。案中也用四逆汤加减，似属四逆汤常规使用。但有两点需要注意：一是案中所用四逆汤的功效并非散寒回阳，而是温振阳气；二是案中四逆汤所用剂量较小。之所以如此使用四逆汤，是基于从内伤病考虑。

如果认为小剂不足以胜任，或剂小疗效亦小，而随意取用大量，则有失上述用方理念，并非一定能取得满意疗效。

本案如取时方，多用温补，较经方灵动不足。

4. 四逆汤合大承气汤加减案

阮某，男，86岁。2009年3月8日初诊。

近一周来大便不行，脘腹胀满，进食极少，精神欠佳，不喜饮水。

舌质淡暗，舌苔薄白，脉细缓。

两年前曾患“脑梗死”，现肢体活动自如。

证属阳气亏虚，邪滞腑实。

治以温阳益气，泻下通便。

方用四逆汤合大承气汤加减。

处方：制附子6g，干姜3g，红参5g，生白术10g，鸡内金10g，生大黄6g，芒硝3g，枳实6g，厚朴6g，炙甘草3g。3剂，水冲服。

2009年3月12日二诊：上方服药1剂即大便通畅，3剂服完，进食好转，脘腹已无胀满，精神明显好转。舌、脉同前。运脾开胃善后，处方：生白术30g，鸡内金15g，枳实9g，7剂，水煎服。

按：本案为内伤病，大便不行，脘腹胀满，为邪滞腑实。高龄，不食不饮，精神欠佳，为正气虚馁。治疗时，补易助实，泻易伤正。处方时，取小剂四逆汤温振阳气，加人参、白术、鸡内金补气运脾，同时合以小剂大承气汤泻下通便。药后腑气下行，脾气上升，脾运胃纳恢复，诸症好转也在自然之中。接方以“枳术丸”法“强人胃气”以善后。

本案如按六经辨证，患者并没有出现典型的少阴病四逆汤证，更没有典型的阳明病大承气汤证。如勉强辨为少阴病，也绝不可能合用到大承气汤。如为少阴病急下证，却又没有合用四逆汤之可能。但从内伤病认识入手，取用四逆汤合大承气汤加减，于理可通，也取得了满意的疗效。

另外，本案如按脏腑辨证法取用时方，一般会取用四君子汤、补中益气汤等方加泻下导滞之品，较经方失之呆钝，疗效也远非经方快捷。

5. 桂枝汤合小承气汤加减案

赵某，女，78岁。2008年3月25日初诊。

患者于昨晚右下腹疼痛不适，至半夜开始发热，服用“感康”、“正柴胡饮颗粒”，发热缓解，腹痛渐加重。今日请外科医生诊治，暂时不考虑“阑尾炎”。患者笃信中医，要求用中药治疗，下午邀笔者为其诊治。诊见：发热（体温37.8℃），恶风，汗出，乏力，右下腹胀痛，昨日至今未大便，平素即口干喜饮。

既往有糖尿病史。

舌质暗红，舌苔薄白，脉浮缓。

证属外有太阳中风表虚证，内有腑实证。

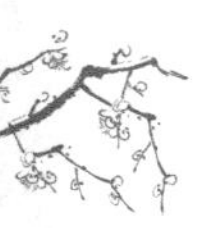

治以解肌祛风，调和营卫，通下腑实为法。

方用桂枝汤合小承气汤加减。

处方：桂枝12g，生白芍12g，枳实12g，厚朴12g，芒硝（分冲）9g，炙甘草3g，生姜3片，大枣3枚。1剂，水煎分两次服。嘱药液热服，服下后接服热稀粥一小碗，捂被静卧。

患者如法服用第一次后，发热、恶风即解，大便通下1次，内有燥屎数枚。3小时后服第二次，大便又行1次，即安然入睡。次日起床，诸症俱已缓解，无不适。电话中告知停药，观察2日。2日后无不适，继续为其治疗“糖尿病”。

按：患者高龄，有“消渴病（糖尿病）”，发热、腹痛并见，且精神欠佳，无论从中医或西医角度来看，本病病情都不能算轻，随时都有“变证”出现的可能。从辨证的结果来看，似属太阳、阳明合病，属“伤寒病”，属“外感病”。但从起病来看，先有腹痛，后有发热，结合“宿病”（糖尿病），可以认为内有的腑实证似为“内伤”而非“外感”，也就是说，本病先有内伤，后有外感，属内伤基础上的外感，与“太阳阳明”是不同的。明确这一点的意义在于，治疗上可以径直采用表里同治法，而不需要过多地考虑“邪陷”的问题。还有，即使没有典型的阳明病的舌象和脉象，单凭腹痛、不大便，都可以按腑实证去治疗。

关于用方，患者有比较典型的桂枝汤证，故取用桂枝汤方以及桂枝汤方的服用法。腑实，合用小承气汤。因为没有小承气汤证的典型表现，故舍用清热通便的大黄，而取用润肠通便的芒硝。因腹痛且胀，故用枳实、厚朴下气除胀。本方也可以理解为桂枝汤加枳实、厚朴除胀，加芒硝通便。《伤寒论》中有桂枝加大黄汤而没有桂枝加芒硝汤，但“少阳篇”中有柴胡加芒硝汤。既然小柴胡汤可以加芒硝，那么桂枝汤加芒硝也当在情理之中。

6. 内伤基础上的外感病案

张某，男，42 岁，干部。2007 年 9 月 23 日初诊。

主诉低热 2 月余，咳嗽、关节痛 1 月余。患者素体健壮，嗜食肥腻。发病前有恶寒、高热病史，之后低热缠绵，每日午后（14 时以后）体温升高，波动于 37.2℃ ~ 38.2℃之间，入睡后体温渐降。无明显出汗。近一月来咳嗽频繁，多发于白天，咳时胸憋胸闷。全身多处关节不舒，以双膝关节疼痛为主。自发病以来体重下降 10 余公斤，精神欠佳，动则气短，上楼梯需要歇息，不能胜任办公室工作，食欲几无，食量锐减，食后胃脘不舒，全身畏寒，夜尿频多，每 2 小时 1 次。既往体健。发病后，就诊于多家医院，行多个系统检查，很少有阳性结果，始终不能得出明确诊断。转诊于中医，也以治疗无效建议继续找西医诊治。患者经他人介绍来诊时已做好去北京就医的准备。

诊见舌质淡暗衬紫，舌苔薄白，脉大软不藏。

首以柴胡桂枝汤方加减调和太阳、少阳试进。

处方：柴胡 9g，桂枝 9g，生白芍 12g，黄芩 12g，姜半夏 9g，党参 6g，僵蚕 12g，蝉衣 9g，炒谷、麦芽各 12g，炙甘草 3g。3 剂，水煎服。

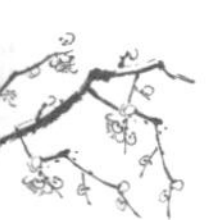

2007 年 9 月 26 日二诊：药后低热减退（不超过 37℃），咳嗽减轻，进食时有汗出（病后很少出汗），关节疼痛减轻。上方党参改人参，炙甘草改为 6g，加炒杏仁 12g，接服 4 剂。

2007 年 9 月 30 日三诊：病情平稳，夜尿有所减少。转方小柴胡汤合麻黄附子细辛汤加减，治涉少阴，由阳经渐转阴经。处方：柴胡 9g，黄芩 12g，人参 6g，生麻黄 3g，细辛 3g，制附子（先煎）12g，干姜 6g，五味子 9g，炙甘草 9g。4 剂，水煎服。

2007 年 10 月 4 日四诊：药后咳嗽明显减轻，精神好转，但体温又有波动，可达 37.2℃，大便干结。舌质淡暗，舌苔薄白，脉大。少阴之邪有转归阳明趋向？如有，促使其转归，且稍利阳明。上方制附子、干姜各加 3g，加酒大黄（后下）6g。5 剂，水煎服。

2007 年 10 月 9 日五诊：体温又趋正常，伴随精神的好转，他症继续减轻，大便每日 1 次。上方稍作调整，少阴之邪尚需籍少阳枢转。处方：柴胡 12g，黄芩 12g，人参 9g，生麻黄 3g，细辛 3g，制附子（先煎）15g，干姜 12g，五味子 6g，茯苓 15g，炙甘草 9g。6 剂，水煎服。

2007 年 10 月 17 日六诊：病情进一步好转，体温完全正常，关节疼痛已无，可胜任正常工作。偶有咳嗽，有时手颤。舌脉同前。阳经残邪已尽，治从少阴，与真武汤加人参。处方：茯苓 15g，生白芍 15g，炒白术 12g，制附子（先煎）15g，人参 9g，生姜 5 片。5 剂，水煎服。

2007年10月22日七诊：手颤已无，食量大增，近几日常觉饥饿。治从少阴，谨防阳明有热。四逆加人参汤加茯苓、知母。处方：制附子（先煎）15g，干姜12g，人参12g，炙甘草12g，茯苓15g，知母12g。7剂，水煎服。

后以四逆加人参汤方随证加减，连续调治，诸症渐失，体重渐长，至11月21日最后一诊，身体完全康复。当建议其停药时，很不情愿，希望每日1剂继续服用。

按：本案当属内伤基础上的外感病。本在元阳、元气大损，与生活不善摄养有关，不排除房劳过损。标在寒邪外伤。

本病证涉阴阳，治需抽丝剥茧，先后井然。贯穿治疗始终的指导原则是寒邪当祛，正虚当补。始终注意给邪以出路，适时、及时使用人参、附子当为本病治疗的关键。

方以理成，学如积薪

（代跋）

学如积薪。不经意间，老高又积了一大捆。

我们看到的这本书就是这一大捆中已经整修出模样的柴火。还有一些老高还在整理中，值得期待。

上一本书是《临证传心与诊余静思》，说白了就是怎么看病、看病时和看完病想啥，以及学生学习时的三部曲——预习、课堂学习、课后复习相类。重点在心、思上，或者说是在对于理的探求上。

这本书是《读方思考与用方体会》，重点到了方上。

落脚点在方上，有好处也有坏处。好的一点在更踏实，找到了更实在的出发点；不太好的一点在对于方之外、理之内的治疗措施和理念的关注会相对少一些。

方以药立，方以理成。作为理法与药之间的桥梁，方起到了“中”的作用。这无疑是个很中庸的立足点，上可探求理法，下可统御药物。理法似乎都在其中了，药物更是明摆着的。但是如果把方抬到一个极高的位置，甚至把方证对应抬高到一个无以复加的位置的时候，物极必反的拐点就到了。

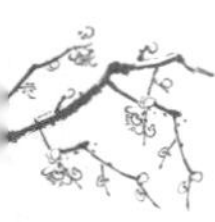

方体现理法，而方并不是理法，单纯论方会不经意间排斥掉很多理法之中、方药之外很重要的东西。医不仅要临证，更要能临大证；医不仅要入门，更要登堂入室。对于入门、对于临证，读方是最讨巧的法门，最实在的法门。但对于欲成“家”者、欲登堂入室者，读方、用方、思考、体会都还不够。

方由药物组成，而读方永远代替不了对药物本性的深层次挖掘。比如一味升麻，知道它在补中益气汤中的使用是远远不够的。裘沛然老说：“直自金元错到今”，方药中老对于升麻也颇多思索。只有深识四气五味之理、探究药物的本性，才可能“从权而立”。

药物是演员，有其本性，有其角色之外本身的品质。药物在方剂中的作用好比是演员的扮相，是考察演员演戏的素质。了解药物的本性，才可能做好方剂的导演。

清代徐大椿说：“圣人……制方以调剂之……方之既成，能使药各全其性，亦能使药各失其性。操纵之法，有大权焉，此方之妙也。”（语见《医学源流论·方药离合论》）“其性”便是药物的“本色出演”。“全其性”是尽量使其本色表现；“失其性”是用其某一方面的作用而尽量不使其本性发挥作用。如果连本性也知道得不确切，如何谈得上“全其性”、“失其性”呢？

方中有理法，也有药物。但学方、读方既不能代替理法的思索，也不能代替药物的探究。古人经常会抬出“圣人”如何如何云云，说圣人的时候便是为大家提出高远的目标，只有知道圣人如何，我们才能自觉地识别自我学习的品相，不画地为牢，不囿于自己的一得之见。古人云：“取法乎上仅得乎中”。

知道“上”，并不代表你已经到了“上”的境界。

中医界容易满足者、境界不开阔者，不知道天确实很高的同道们，应该多品味一下我上面写的文字。

而中医界的眼高手低者，不知道地应该很厚的同志们，则更应该读读老高本书中的思考。

老高是一个不懈的思考者，一个踏实的临床家，一个务实、从容的学者。

老高做学问的方法对于浮躁的、善于乱刮学派之风的中医界来说，不啻是一个清上焦浮游之火、健中焦运化之基、润下焦不息之水的好法子。

能读懂老高的解读，你便渐渐像一个独立的思想者了。

老高很诚实，很扎实，很踏实，正如他自序中讲的，“希望用自己的读方过程去影响读者的读方与思考”。

不尚奇、不尚浮、不尚摇（思路动摇不定、施方朝令夕改），老高稳健的学风让我们能够相信：老高出品，必属精品。

他的学风是本，而他的书是标。

从他的文字中能读到他的学风，能影响自己的学习，能落实到自己临证中的学医者便是智者。

古代有多少智者的语录，都被后学者忽略了。

重新梳理古人的思路，重新温习古人思维的“长征路”，对于当今的虚阳外越的中医界是很有现实意义的。

学如积薪。前辈留下的柴火，前辈留下的砍柴火的

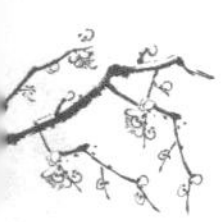

方法我们怎么能学到手呢？看看老高同志这本书吧，从发生学的角度还原古人的思维，先入进去，再出得来，你便成了让古人刮目、让洋人拱手的现代中医了！

学如积薪。读书只是知道别人是如何积的。学到积的方法与积到柴火并不是一回事。

“磨刀不误砍柴工”！

读书、学习别人的方法、借鉴别人的方法是在“磨刀”，“磨刀”代替不了“砍柴”，“磨刀”只是让你“砍柴”时砍得更得法些，更有效率些。

知道了这些，便知道了这本书的读法。你要生的火和老高要生的火不一定一样，你能学到的只有如何“砍柴”，如何更快更好地“砍到你需要的柴”的思路。

张英栋

2012 年 4 月